Hans-Harald Niemeyer

Yoga erleben –
Gelassenheit im Alltag finden

W0083495

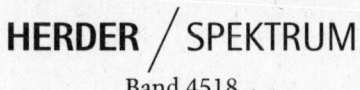

HERDER / SPEKTRUM

Band 4518

Das Buch

Innere Ausgeglichenheit und Ruhe entstehen im Zusammenwirken von Körper, Geist und Atem. Yoga weiß um diese Zusammenhänge, die oft verblüffend einfach wirken. Hans-Harald Niemeyer zeigt in seinem Buch, wie es gelingt, diese Erfahrungen hineinzunehmen in den Alltag und nicht in der Alltagshektik unterzugehen: „Der Alltag ist nicht mehr die Zeit, die vorbeigehen soll, damit endlich Wochenende ist, sondern Ausdruck und Inhalt unseres Lebens – jede Minute." Wie Yoga positiv auf den ganzen Menschen wirkt, was die kleinen Schritte zur Gelassenheit sind – das zeigt der erfahrene Lehrer und Leiter der Freiburger Yogaschule. Das Begleitbuch für Übende, Einsteiger und einfach nur Neugierige..

Der Autor

Hans-Harald Niemeyer, geb. 1948, Studium der Germanistik, Soziologie und Sozialpädagogik, leitet die Freiburger Yogaschule. Er erhielt seine Ausbildung von verschiedenen großen Yoga-Lehrern und verbrachte zwei Jahre in Asien, wo er seine Erfahrungen vertiefte. Durch seinen tibetischen Lehrer, den 16. Gyalwa Karmapa, lernte er eine Tradition des tibetischen Buddhismus kennen, die bis auf den berühmten Yogi Milarepa zurückgeht. Seine Erfahrungen hat er auf die Bedürfnisse und Besonderheiten unserer westlichen Lebensweise zugeschnitten.

Hans-Harald Niemeyer

Yoga erleben –
Gelassenheit
im Alltag finden

Herder

Freiburg · Basel · Wien

Gedruckt auf umweltfreundlichem, chlorfrei gebleichtem Papier

Originalausgabe

Alle Rechte vorbehalten – Printed in Germany
© Verlag Herder Freiburg im Breisgau 1997
Herstellung: Freiburger Graphische Betriebe 1997
Umschlaggestaltung: Joseph Pölzelbauer
Umschlagbild: © Gerwald Rockenschaub, Ohne Titel, 1984
ISBN 3-451-04518-4

Für

Vajra, Santhal, Sukhita, Jinpa und Tilo

„Das Leben ist wunderbar und kostbar. Wir wissen nicht, wie lange unser Leben dauern wird, also warum nicht etwas damit anfangen, solange wir es haben? Und bevor wir noch etwas damit anfangen: Warum nicht das Leben einfach bejahen?"

Tschögjam Trungpa: Das Buch vom meditativen Leben

Inhalt

Vorwort

Der Zugang zu Yoga und Meditation scheint heute leichter und einfacher zu sein, als je zuvor: Der große tibetische Yogi Milarepa mußte viele Jahre suchen, bis er zu seinem Lehrer Marpa fand. Marpa, „der Übersetzer", hatte seinerseits drei mühsame Reisen nach Indien unternommen und dort insgesamt zwölf Jahre verbracht, um bei Naropa und anderen indischen Lehrern zu lernen. Das geschah vor etwa 1000 Jahren.

Als mein erster Yogalehrer, der holländische Baron Robert van Heeckeren, mit seinen Yogaübungen begann, konnte er in ganz Europa kein Übungsbuch finden. Erst nach vielen Monaten hielt er einige Aufzeichnungen aus einer indischen Yogaschule in den Händen. Das war vor etwa sechzig Jahren.

Heute werden in jeder Stadt und vielfach auch auf dem Land Yogakurse angeboten. Wer ein Übungsbuch sucht, kann auf über 300 Veröffentlichungen zurückgreifen, die in deutscher Sprache erschienen sind.

Sowohl die Geschichte des Yoga, seine Philosophie als auch die im Yoga praktizierten Körperübungen, die Asanas, sind umfassend dargestellt worden. Dennoch erlebe ich immer wieder, daß man dadurch nicht unbedingt schon einen wirklichen Zugang zur Yogapraxis erhält. Oft bleibt die Praxis von Yoga und

Meditation auch nach Jahren noch etwas, was mit dem übrigen Alltag wenig verbunden ist. Diese Verbindung herzustellen oder zumindest den Weg dazu aufzuzeigen, ist das Anliegen dieses Buches.

Dieses Anliegen ist aus meiner eigenen, ungewöhnlichen Lebenssituation entstanden. Während die Generation vor mir ihr Interesse an Yoga und Meditation mit einer mühevollen Suche beginnen mußte, kamen meine Lehrer buchstäblich zu mir ins Haus. Dies war in den siebziger Jahren, als ich in einem ehemaligen Bauernhof in Schleswig-Holstein lebte. Wir hatten einen großen Garten und waren damals eines der wenigen Seminarzentren in Deutschland, die biologische Vollwertverpflegung anboten. Heute noch empfinde ich es als eine besondere Fügung, daß ohne mein Zutun meine beiden wichtigsten Lehrer in dieses Haus kamen, um Seminare zu halten. Dies war zuerst Robert van Heeckeren, der damals schon über sechzig Jahre alt war. Zwanzig Jahre zuvor hatte er sein Leben völlig verändert und sich seitdem als Yogalehrer für soziales Engagement und Umweltschutz eingesetzt.

In mehreren Jahren intensiven Lernens mit ihm hatte ich hervorragende Bedingungen, die Inhalte des Yoga kennenzulernen. Diese Ausbildung wurde wesentlich vertieft durch den zweiten außergewöhnlichen Besucher in unserem Haus. Es war der sechzehnte Gyalwa Karmapa, das geistige Oberhaupt der Karma Kagyü Tradition des tibetischen Buddhismus. In einer ununterbrochenen Linie der mündlichen Überlieferung von Lehrer zu Schüler geht diese Tradition bis auf den Yogi Milarepa zurück. Auf die Einladung Karmapas hin reiste ich zu ihm nach Sikkim und verbrachte in der Folge zwei Jahre in Asien mit verschiedenen buddhistischen Lehrern, zu denen ich zum Teil bis heute Kontakt habe.

Diese glücklichen Umstände machten es mir leicht, die wesentlichen Inhalte des tibetischen Buddhismus kennenzulernen und meine Yogapraxis auf diesem geistigen Hintergrund zu entwickeln. Dabei geht es mir besonders darum, dieses tiefe und hilfreiche Wissen sinnvoll in unser Leben hier im Westen zu integrieren.

Besonders in der engen Zusammenarbeit mit den zahlreichen Schülern meiner Ausbildungsgruppen sind viele Einsichten und Methoden dazu entstanden. Auf dieser Grundlage möchte ich darstellen, was mit uns geschieht, wenn wir Yoga üben, und wie sich diese Erfahrungen auf den Alltag auswirken können.

Yoga und Alltag

Ausgangspunkt und Motivation

Als Yogalehrer treffe ich mit vielen Menschen zusammen. Es sind Menschen aus unterschiedlichen Schichten und mit individuell verschiedener Motivation, mit der sie sich dem Yoga nähern. Diese kann in dem Wunsch bestehen, sich einmal zu entspannen und mehr zur Ruhe zu kommen, oder in der Absicht, weniger Streß zu erleben, zu lernen, wie man „abschaltet". Manche möchten beweglicher und lebendiger werden, sich nicht so leicht verzetteln, sondern konzentrierter werden, mehr Geduld und Ausdauer in schwierigen Situationen entwickeln. Andere wollen etwas für die Gesundheit tun, mehr „zu sich" kommen, bewußter und intensiver leben oder auch mehr über sich selbst und die eigenen Fähigkeiten erfahren.

In den unterschiedlichen Motivationen liegt der Wunsch, etwas zu ändern, was die eigene Lebensqualität betrifft. Der Satz: „Ich denke, wir sind alle hier zusammengekommen, weil wir etwas ändern wollen" trifft immer wieder auf Zustimmung. Und meine Erfahrung ist, daß diese Veränderungen auch möglich sind.

Auf der anderen Seite leben wir alle in einer Situation, die es uns erlaubt, etwas zu ändern: Wir haben einen gewissen Freiraum, einen Überschuß an Zeit und Lebensenergie. Unsere Lebenssituation ist so privilegiert, daß wir unsere Kräfte nicht für die bloße Erhaltung unseres Daseins verbrauchen müssen. Für unsere grundlegenden Bedürfnisse ist ausreichend gesorgt, so daß wir überhaupt die Möglichkeit (die Zeit und den Anspruch) haben, uns für die Qualität dieses Daseins zu engagieren.

Vielen Menschen fällt es zunächst schwer, ihre eigene Situation derart positiv gewertet zu sehen, denn sie machen ja die Erfahrung einer „Not", sie wollen etwas verändern. Sobald wir uns aber einen Moment Zeit nehmen, die vielen Bedingungen anzuschauen, die unsere Situation und unser Vorhaben unterstützen, wird deutlich, was mit diesem Überschuß gemeint ist: Wir haben Zeit für uns, sind nicht abgelenkt durch Hunger oder die Sorge um unsere persönliche Freiheit. Im Vergleich mit der Mehrheit der Menschen leben wir in einer sehr privilegierten Situation.

Was die Motivation zur Yogapraxis betrifft, so ist diese besondere Lebenssituation eine ganz entscheidende Voraussetzung. Sie wirkt sehr positiv und unterstützend: Denn man hat soviel Unbequemlichkeit oder Leidensdruck wie nötig, um etwas zur Veränderung unternehmen zu wollen und gleichzeitig ist soviel Freiheit und günstige Bedingungen vorhanden, daß man diesen Wunsch nach Veränderung auch praktisch umsetzen kann.

Oftmals richtet sich dieser Wunsch nach Veränderung zunächst an andere: die Gesellschaft, die Umwelt, die anderen sollen etwas ändern, damit es mir besser geht. Durch die Praxis des Yoga geben wir einer anderen Einstellung Ausdruck: Wir selbst nehmen die Verantwortung für unseren Zustand an, wir beginnen mit der Veränderung beim Nächstliegenden, bei uns selbst. Und uns selbst können wir ja auch am leichtesten beeinflussen.

Yoga als Weg der Veränderung

Inmitten all der unterschiedlichsten Angebote auf dem Gebiet der „Selbstverwirklichung", die im Zuge der Psycho- oder Esoterik-Welle bekannt (und zum Teil auch wieder vergessen) worden sind, ist Yoga nie zu einer Modeerscheinung, also zu einem ausgesprochenen Trend geworden, sondern hat sich ganz beständig über viele Jahrzehnte immer mehr verbreitet und wird inzwischen auch in Europa von den unterschiedlichsten Menschen praktiziert.

Von den vielen möglichen Gründen dafür möchte ich nur einen erwähnen, weil er auch die Absicht widerspiegelt, mit der ich dieses Buch geschrieben habe. Der Einstieg zur Yogapraxis ist sehr offen, Yoga legt die Menschen nicht auf *ein* Ziel, eine bestimmte Ideologie fest. Um davon zu profitieren, muß man nicht Anhänger einer bestimmten Weltanschauung werden oder von Anfang an bestimmte Bedingungen erfüllen, um „mitmachen" zu können.

Ob jemand Yoga betreiben möchte, um einfach mal zu entspannen, ruhiger oder beweglicher zu werden, um „etwas für seine Gesundheit zu tun" oder auch um tiefe Einsichten in die Bedingungen des eigenen Daseins und die Natur des Geistes zu erlangen, all diesen unterschiedlichen Motivationen

14

wird die Praxis gerecht. Es liegt an jedem einzelnen Menschen selbst, wie er mit seinen Erfahrungen und den Veränderungen umgeht. Es gibt also keine „Schwelle", die am Eintreten hindern könnte. So kann sich die Motivation im Verlauf der Praxis weiter entwickeln, ohne daß dies zu einer Bedingung wird. Wichtig scheint mir auch, daß die Yogapraxis von den körperlichen Bewegungen ausgeht und damit ein Bedürfnis vieler (berufsbedingt) eher still sitzender oder einseitig belasteter Menschen erfüllt. Ausgehend von der Arbeit am Körper werden auch innere Prozesse angeregt. Es ist ja gerade die Tatsache, daß wir über den Umgang mit dem Körper einen Einfluß auf unseren Geisteszustand nehmen können, mit der wir im Hatha-Yoga gezielt arbeiten. Konzentration und innere Gelassenheit sind eine Frucht dieser Übungen.

Körper, Atem und Geist

Die zahlreichen positiven Auswirkungen des Yoga lassen sich beschreiben als solche auf den Körper, den Atem und auf den Geist. Ich möchte diese Dreiteilung, die ihren Ursprung im buddhistischen Denken hat, hier gern einführen, denn sie ermöglicht, die Zusammenhänge und Wechselwirkungen zwischen diesen drei Ebenen zu beschreiben.

Buddhisten sprechen von Körper, Rede und Geist als den „drei Toren" des Menschen. Damit wollen sie ausdrücken, daß wir durch sie handeln und damit auf unsere Umgebung Einfluß nehmen. Sie öffnen uns also in die Welt hinein. Dabei ist es wichtig, daß diese Handlungen heilsam, also positiv sind. Da dem Geist eine gewisse Vorrangstellung zukommt (Tendenzen im Geist werden sich früher oder später in unserer Rede oder in Handlungen des Körpers ausdrücken) wird es als sehr wichtig erachtet, eine gewisse Kontrolle über diesen Geist zu entwickeln. Dabei ist „Geist" hier sehr weit, als umfassender Begriff gefaßt und meint außer dem rationalen und intellektuellen Denken auch alle anderen Regungen wie Emotionen, Gefühle, Gemüt, also auch das, was wir Psyche oder zum Teil auch Seele nennen. Es ist der Anteil in uns, der Gegenwärtiges erlebt und empfindet, Vergangenes erinnert und Zukünftiges plant, der Erfahrungen verbindet und interpretiert, der Schlüsse zieht und Handlungen beabsichtigt.

Der Begriff Rede bezieht sich auf den Aspekt der Kommunikation und des Austausches, wird aber auch als direkte Einwirkung auf die Umwelt, also als Handlung verstanden: Auch Worte haben eine Wirkung, können befreien, heilen oder verletzen. Der Körper wiederum beinhaltet den gesamten Aspekt des Konkreten, mit dem Körper setzen wir unsere Absichten in der materiellen Welt um.

Ich will das Zusammenwirken der „drei Tore" an einem Beispiel etwas näher erläutern: Will ein Baumeister ein Haus bauen, so ist da zunächst eine Absicht, eine Intention, die verbunden ist mit verschiedenen Gefühlen, z. B. dem Wunsch, berühmt oder reich zu werden oder dem Bauherrn etwas Gutes zu tun. All dies fließt ein in eine geistige Planung, die dann über Pläne und Verhandlungen den beteiligten Handwerkern etc. kommuniziert wird und findet schließlich über körperliche Arbeit seinen Ausdruck in der konkreten Welt: Es entsteht ein Haus. Ob wir unsere Urlaubspläne in die Tat umsetzen oder einfach nur ein Brot kaufen: Bei allen Verrichtungen wirken wir durch das Tor der Rede oder der körperlichen Handlung auf unsere Umgebung ein. Die Qualität unsere Handlungen, ob diese zum Beispiel hilfreich und wohlwollend oder verletzend sind, wird dabei von den Tendenzen geprägt, die im Geist vorherrschen.

Die beständigste Weise, in der wir mit unserer Umgebung in Kontakt treten, ist der Atem. Er spielt eine sehr große Rolle – er ist in gewisser Weise die erste Kommunikation mit der Welt. Daher werde ich im Zusammenhang mit unserem Thema im folgenden den Begriff der Rede durch den des Atems ersetzen. Wir werden dabei noch sehen, wieviel im Atem mit der Kommunikation zu tun hat.

Wichtig erscheint mir, daß diese drei Ebenen nicht als getrennt oder unabhängig voneinander gesehen werden. Sie durchdringen einander und sind drei Aspekte des ganzheitlichen Menschen. Jede Veränderung der einen Ebene betrifft immer auch die beiden anderen. So wirkt sich z. B. eine Veränderung unserer Körperhaltung direkt auf die Atmung aus und kann ebenso unsere Geisteshaltung oder Stimmung beeinflussen. Die Trennung in drei Ebenen ist also eine Art Kunstgriff, der erlaubt, dieses Zusammenspiel und gegenseitiges Durchdringen zu beschreiben.

Folgen wir dieser Aufteilung oder Betrachtungsweise, so beschreiben wir gleichzeitig einen Weg von außen nach innen: Die äußere Ebene des Yoga ist dann die des Körpers. Hier geht es um Haltungen,

Muskelspannungen etc. Die innere Ebene ist die der Innenbewegung, also des Atems und Kreislaufs. Und die noch tiefere – oder wie es im Yoga heißt, die geheime Ebene – ist die des Geistes, also der unterschiedlichen Wahrnehmungs- und Gemützustände. Tatsächlich folgt die Yogapraxis auf ganz natürliche Weise dieser Reihenfolge. Zunächst gilt es, sich auf einer eher äußerlichen Ebene auf die zunächst ungewohnten Bewegungen und Stellungen zu konzentrieren und damit zurechtzukommen. Dabei korrigiert sich der Übende eher aus einer äußeren Vorstellung von der „Richtigkeit" einer Haltung. Ist hierin eine gewisse Fertigkeit erreicht, kann die Aufmerksamkeit sich mehr auf die inneren Prozesse, vornehmlich auf die Entwicklung und Veränderung des Atems während des Übens konzentrieren. Das Stimmige einer Haltung wird jetzt von innen erlebt und die Korrekturen werden entsprechend der Erfahrung von Atem, Blutdruck oder Puls vorgenommen. Dabei kann der Übungsablauf dem der äußeren Ebene völlig gleichen, man macht also äußerlich dieselben Übungen und macht dennoch etwas ganz anderes. Und auch die inneren Erfahrungen verändern sich mit der Zeit. Sind Atem und Bewegung schließlich im Einklang, so kann man sich eher den Veränderungen der Wahrnehmung und des Geisteszustands widmen. Die Übungen werden immer mehr zur Meditation.

Nun ist es sehr verlockend, alle möglichen wunderbaren Wirkungen der Yogapraxis aufzuzählen, und vielleicht hoffen ja auch Sie als Leser hier einen Tip zu finden, wie sich bei kleinem Einsatz alles zum Besseren wenden kann. Große Verbreitung hat derzeit ein Buch, welches bei einer täglichen zehnminütigen Praxis von nur fünf leichten Übungen ewige Jugend und noch mehr verspricht. Leider kann ich solche Wunderübungen nicht anbieten. Vielmehr ist es meine Erfahrung, daß auch im Yoga, wie überall im Leben, das zu erreichende Ergebnis dem gegebenen Einsatz entspricht. Wenn wir also zehn Minuten üben, erhalten wir den Nutzen von zehn Minuten, wenn wir mehr tun, wird auch das Ergebnis anwachsen.

Am Anfang ist unsere Praxis auf die Zeit und den äußeren Rahmen des „Übens" begrenzt, aber mit der Zeit beginnen die dort gesetzten Impulse in unserem Alltag weiterzuwirken: Die Praxis wird „auf den Weg gebracht". Indem Yoga von einer äußeren Beschäftigung mehr und mehr zu einem inneren Weg wird, werden auch die positiven Impulse des Yoga nicht mehr nur während der Übungssitzung wirksam. Sie begleiten uns durch viele Situationen des Alltags. So bemerkt man viel eher etwa eine verkrampfte Sitzhaltung und korrigiert sie, ehe sie schmerzhaft wird. So kann auch der Fluß des Atems gerade in stressigen Situationen wieder zur Ruhe zurückführen. Diese Impulse helfen also, unsere eigenen positiven Möglichkeiten zu entfalten. Daß wir dafür nicht sofort unser ganzes Leben ändern müssen, möchte ich versuchen in diesem Buch zu zeigen. Tatsächlich sind es gerade nicht die großen, spektakulären Veränderungen, sondern die vielen kleinen, manchmal unscheinbaren Schritte, die zusammengenommen den Weg zu einem reicheren und glücklichen Leben ausmachen.

Wenn ich von diesen einfachen Dingen schreibe, so in dem Bewußtsein, daß es sich dabei nicht um Versprechungen handelt, sondern um Erfahrungen, die Menschen durch die Praxis des Yoga machen und die ich seit vielen Jahren bei den unterschiedlichsten Schülerinnen und Schülern immer wieder miterlebe.

Wenden wir uns also zunächst einigen dieser Erfahrungen zu und folgen dabei der Einteilung in die Ebenen von Körper, Atem und Geist.

Körper

Erste Yogaerfahrungen – Ich kann nicht mal sitzen

Die erste Erfahrung, mit der viele Anfänger/innen ihren Yogaweg beginnen, ist oft so banal wie ernüchternd: Ich kann nicht einmal auf dem Boden sitzen. Im einfachen Schneidersitz gelingt es nicht, den Rumpf aufzurichten und den Körper gerade zu halten, ohne daß der Rücken dabei stark angespannt werden muß. Auf solche Weise zu sitzen entspricht kaum den Erwartungen von Ruhe und Entspannung, die manche mit Yoga verbinden.

Vielleicht kommt hier schon das erste Mal so etwas wie Ärger auf, oder man besinnt sich auf Verbesserungsvorschläge: „Können wir nicht mal im Liegen anfangen?" Läßt sich der Anfänger jedoch nicht entmutigen, wartet oft eine zweite, wichtige Erfahrung auf ihn: Nach dem Üben geht das Sitzen schon viel besser.

Sicher ist es nicht die vorrangige Motivation, auf dem Boden sitzen zu können. Da spielt schon mehr der Wunsch eine Rolle, sich besser konzentrieren oder entspannen zu können und dem alltäglichen Streß etwas entgegenzusetzen. Dennoch zeigt dieses Beispiel einen grundlegenden Zusammenhang, auf den wir immer wieder stoßen werden: In vielen Fällen müssen wir erst die Voraussetzungen schaffen, um die überlieferten Yoga-Asanas ausführen können.

Nun müssen wir ja auch nicht mehr auf dem Boden sitzen. Errungenschaften unserer Kultur wie Stühle und Sessel sorgen hier für größere Bequemlichkeit. Aber offensichtlich ist der Preis dieser gewohnheitsmäßig genutzten Bequemlichkeit mit einer Einschränkung unserer körperlichen Möglichkeiten, unserer Beweglichkeit, verbunden. Knie und Hüftgelenke werden nicht mehr in ihrem vollständigen Bewegungsspielraum gebraucht und verlieren damit einen Teil ihrer Möglichkeiten – in diesem Fall zu Lasten des Rückens.

In der ersten Begegnung mit Yoga machen wir also die Erfahrung, daß uns unsere Gewohnheiten, etwa die eingeübten Bewegungsmuster, einschränken. Dies ist natürlich eher kulturell bedingt und nicht so sehr eine Wirkung des Yoga. Einem indischen Yogaadepten wird sich dieses Problem sicherlich nicht gestellt haben, da es eine allgemeine Gewohnheit war, auf der Erde zu sitzen. Schon an dieser Stelle möchte ich also deutlich machen, daß wir den Yogaweg nicht von den sozialen und kulturellen Voraussetzungen der übenden Menschen trennen können. So geht es mir vor allem darum, wie Yoga speziell mit westlichen Menschen praktiziert werden kann.

Haltung oder Fehlhaltung

Ist die Erfahrung, die viele beim ersten Sitzen machen, noch sehr eindeutig, so bringen wir oft andere Voraussetzungen mit, deren Auswirkungen uns nicht so bewußt werden oder die wir vielleicht sogar falsch interpretieren. Ich will dazu ein Beispiel ge-

ben: Zu den Auswirkungen unserer „Zivilisation"
gehört auch die Tatsache, daß viele Menschen nicht
mehr von sich aus über eine natürliche, mühelos
aufgerichtete Haltung verfügen. Zumindest leichte
Verkrümmungen und Fehlhaltungen sind oft die Regel. Vielleicht haben wir uns an unser Hohlkreuz,
den leichten Rundrücken oder den allzu flachen
Rücken mit der abgeknickten Lendenwirbelsäule
gewöhnt und kommen einigermaßen zurecht damit.
Und sollten wir doch einige Beschwerden haben, so
ist es sicherlich gut, etwas zu üben. Schließlich soll
Yoga ja sehr gut sein für den Rücken – oder? Was
aber geschieht, wenn wir mit einem solchermaßen
vorgeprägten Rücken Yogahaltungen nachmachen?
Stellen wir uns einmal vor, die Wirbelsäule sei etwas betonter im sogenannten Hohlkreuz und etwas
runder im oberen Rücken (immerhin die verbreitet-
ste Fehlhaltung unter den heute über 40jährigen).
Bei einer Übung, die starkes Rückbeugen verlangt,
wird sie sich im Lendenbereich (Hohlkreuz) stark
beugen, im oberen Rücken (Rundrücken!) dagegen
kaum oder gar nicht. Die Rundung wird sich also
nicht gleichmäßig über die Wirbelsäule verteilen,
sondern der gesamte Druck wird mehr oder weniger
auf einer Stelle lasten, nämlich auf der durch das
Hohlkreuz ohnehin geschwächten Lendenwirbelsäule. (Übrigens treffe ich kaum noch Menschen, die
an dieser Stelle nicht schon mal Rückenschmerzen
gehabt haben.) Umgekehrt wird eine Beugung nach
vorn gern vom oberen Rücken aufgenommen werden, während der untere eher steif bleibt, auch hier
wirkt also die Übung in die Schwachstelle des
Rückens (Rundrücken) hinein. Einem Menschen

mit Rundrücken fällt es leichter, sich zusammenzurollen als etwa die Brust zu öffnen. Und grundsätzlich tun wir gern das, was uns leicht fällt oder was wir besser „können". Daher bevorzugen viele Menschen ausgerechnet jene Übungen, die ihre Schwächen geradezu verstärken. Diesen Zusammenhang finde ich nahezu immer dann bestätigt, wenn ich mit jemandem zusammentreffe, der über längere Zeit ohne Lehrer (etwa nach einem Buch) Yoga übt. Lasse ich mir von diesen Menschen ihre Lieblingsübungen vormachen, so zeigt sich fast immer, daß sie in ihre „Schwachstellen" hineinüben. Daß ich dann oft sofort weiß, wo sie „manchmal Rückenschmerzen" haben, überrascht jetzt sicher nicht mehr.

An diesem Beispiel zeigt sich, daß wir mit der Zeit unser „gesundes" Körperbewußtsein verloren haben: Das eigene Empfinden, das Körperbewußtsein, ist hier offensichtlich nicht stimmig, da den Betreffenden dieser Zusammenhang von Leichtigkeit des Übens und der Schädigung nie bewußt ist. Außerdem sehen wir an diesem Beispiel, daß wir Yogaübungen nicht einfach übertragen können, sondern sie erst durchdringen müssen, um sie dann in unsere Verhältnisse zu integrieren.

Körperbewußtsein – Gefühl für einen Körper, dem es gut geht

Yoga konfrontiert uns also mit den Folgen unserer Gewohnheiten, wobei auf den ersten Blick (schon beim Durchblättern eines bebilderten Übungsbuches

etwa) die Beweglichkeit (oder eben unsere Unbeweg-
lichkeit) im Vordergrund zu stehen scheint. Ja, man
kommt geradezu zu der Auffassung, daß Yoga eigentlich „nur etwas für ganz Gelenkige" ist. Die überlie-
ferte Yogaliteratur scheint solches Denken eher zu
bestätigen, wenn man etwa liest, daß diese oder jene
Yogaposition (Asana) dann als gemeistert gilt, wenn
man 20 Minuten in der Haltung verweilen kann.
Diese Einstellung ist für „normal bewegliche" Menschen nicht sehr motivierend und eher geeignet,
unnötige Barrieren aufzubauen.

Aus meiner eigenen Erfahrung und der mit zahllo-
sen westlichen Schülerinnen und Schülern habe ich
eine ganz andere Ansicht gewonnen. Danach beginnt
die Wirkung jedes Asanas, sobald die Übenden sich
ihren persönlichen Grenze nähern, seien sie nun weniger oder mehr beweglich. (Scherzhaft sagen wir oft
auch, daß die Beweglichen es halt schwerer haben,
um etwas zu spüren, da sie mehr dafür unternehmen
müssen.) Entscheidend für die persönliche Weiterentwicklung durch das Üben scheint mir der Prozeß
selbst, die Art, wie ich dabei mit mir selbst, meinem
Körper und seinen Grenzen, umgehe und welche Erfahrungen ich dabei mache. In diesem Sinne gehen
wir davon aus, daß der Weg das Ziel ist. So ist es auch
möglich, daß man mit derselben Übung ganz unterschiedliche Erfahrungen machen kann.

Die einzelnen, in langer Tradition entwickelten
und immer wieder erprobten Asanas haben eine sehr
reinigende, harmonisierende und stärkende Wirkungen auf den Körper und seine Organe, wirken also
auch in rein physiologischem Sinn. Die Voraussetzung dafür, daß sich diese Wirkungen heilend und

wohltuend auswirken, ist allerdings ihre „richtige" Ausführung, und diese ist nicht davon abhängig, daß ich möglichst weit in eine Haltung hineingehe, sondern ob ich dabei die innere Einstellung, das richtige Maß von Lösung und bewußter Ausrichtung entwickle. Das bedeutet einerseits, daß ich dort, wo ich meinen Körper löse und den Geist entspanne, nicht gleichzeitig erschlaffe und haltlos werde (die Ausrichtung verliere); andererseits bedeutet dies, dort, wo ich mich straffe und auf ein Ziel hin ausrichte, nicht zu verspannen, sondern gelöst und elastisch zu bleiben. Wichtiger als Gelenkigkeit (diese entwickelt sich ja sowieso, gewissermaßen als „Nebenwirkung" im Laufe der Übungspraxis), scheint mir die Fähigkeit zur Selbstwahrnehmung und zum Erspüren innerer Vorgänge zu sein. Doch mehr dazu, wenn wir über den Umgang mit Grenzen sprechen.

Wie aber steht es mit unserem Körperbewußtsein?

In unserer gegenwärtigen, angeblich so körperbetonten Zeit bin ich immer wieder überrascht, wie wenig die meisten Menschen eigentlich in ihrem Körper sind, wie gering das Körperbewußtsein oftmals entwickelt ist. Ein von innerem Empfinden getragenes Bewußtsein für den Körper besteht oft nur dann, wenn dieser verletzt oder krank ist, man sich gestoßen oder Kopfschmerzen hat. In solchen Momenten werden uns der Körper oder seine einzelnen Teile „schmerzlich bewußt". Aber wie fühlt sich ein gesunder Körper? Habe ich ein Empfinden für meine Vitalität, körperliche Ausgeglichenheit und Gelöstheit und damit auch dafür, was mir eigentlich gut tut oder was mich beeinträchtigt? Wenn es uns schlecht geht, so wissen wir oftmals eher zu beschreiben, was und wo das Problem ist. Wie aber fühlt sich ein Körper an, dem es gut geht? Dieses differenzierte Empfinden ist oft nicht ausgeprägt und wird erst im Prozeß von Üben und Nachspüren wieder erweckt.

Yogapositionen (Asanas) verlangen und fördern eine sehr differenzierte Wahrnehmung und Kontrolle des Körpers. Schon beim Erlernen einzelner Übungen erfährt man deutlich, daß es zunächst darum geht, ein klareres Bewußtsein für den Körper, seine unterschiedlichen Muskeln und Bewegungsmöglichkeiten zu gewinnen. Erst in dem Maße, wie dieses Bewußtsein aufgebaut wird, wird es möglich, die verschiedenen Anweisungen und Korrekturen umzusetzen. Auch eine relativ klare, äußere Vorstellung, wie eine Übung aussehen sollte, reicht oftmals nicht aus, diese auch wirklich auszuführen. Selbst wenn alle körperlichen Voraussetzungen wie etwa die Gelenkigkeit oder die Beherrschung der Ausgangsposition vorhanden sind, ist es manchmal schwer, die Bewegungen aus der Vorstellung umzusetzen.

Dazu ein Beispiel: Versuchen wir einmal, einfach beide Arme waagerecht vom Körper wegzustrecken, ohne dabei die Schultern anzuspannen oder hochzuziehen. Viele Menschen merken dabei zunächst nicht, daß die Schultern hochgezogen sind und der Hals verkürzt wird. Darauf aufmerksam gemacht, lösen sie vielleicht die Schultern, lassen aber dabei die Arme sinken, ohne es zu merken. Gelingt es ihnen, beide Anweisungen zu verbinden, entsteht oft eine unerträgliche Spannung in den Armen. Es erscheint

27

so, als seien bestimmte „Telefonleitungen" zu den entsprechenden Muskelgruppen noch nicht durchgeschaltet oder als habe man sich „verwählt" und spannt in seinem Bemühen ganz andere, manchmal entgegenwirkende Muskelgruppen an. So gewinnt man ein Bewußtsein für einzelne Teile des Körpers, die man zuvor nie wahrgenommen hat.

Das Entwickeln und ständige Verfeinern des Körperbewußtseins ist also eine Aufgabe, die den Übungsweg von Anfang an begleitet und damit die Voraussetzungen für erfolgreiches Üben schafft. Der eigentlich wichtigere und für unsere Befindlichkeit bedeutendere Effekt geht allerdings über diese übungsbezogene „Notwendigkeit" weit hinaus. Er entfaltet sich dort, wo unsere Übungserfahrungen in den Alltag hineinwirken. Um das zu verstehen, wollen wir uns zunächst etwas näher mit unserer Übungsweise und den Erfahrungen, die unseren Yogapfad schon von Anfang an säumen, befassen.

Der Weg zur Bewußtheit geht über die Wahrnehmung, ist also eine Funktion der Sinnesorgane und des Denkens. Gegenstand der Wahrnehmung ist das, was ist. Es wird also im eigentlichen Sinn nichts Neues erschaffen, sondern wir öffnen uns ganz der jeweiligen Situation mit all ihren Gegebenheiten.

Überhaupt legen wir sehr viel Wert darauf, daß wir schon von Anfang an mit unserem eigenen Zustand und seinen Möglichkeiten mehr und mehr in Kontakt kommen und diese erweitern, statt zum Beispiel das äußerlich aufgesetztes Ziel einer „perfekten"

Haltung zu verfolgen. Es ist also nicht nur das hohe Ziel der Yogapraxis, in den gegenwärtigen Moment hinein zu kommen, Geistes-Gegenwart zu erreichen, sondern immer wieder auch die Methode, der Weg. Das Ergebnis ist oft die Erfahrung, mehr zu können, als man sich zugetraut hat. Vielfach ist es so, daß die Fähigkeit zu natürlicher Bewegung oder Atmung nicht mühsam wieder erlernt werden muß, sondern überall dort spontan wieder entsteht, wo überlagernde Spannungen und Bewegungsmuster zur Lösung kommen.

Einen schönen Vergleich unseres alltäglichen Zustands und unseres befreiten Potentials erfährt man, wenn man bewußt einseitig übt. Wenn zunächst nur eine Körperseite gedehnt oder angespannt wird, damit wir immer wieder zum Nachspüren angeregt werden und so gleichzeitig das Körperbewußtsein entwickeln. Der Kontrast der geübten, gelösten Seite zur ungeübten ermöglicht vielleicht zum erstenmal ein bewußtes Wahrnehmen des Körpers in seinem ganz „normalen", alltäglichen Zustand. Die Wahrnehmung der gelösten Seite gibt Einblick in die eigene Entwicklungsmöglichkeit, wobei dieser Effekt quasi mühelos eintritt. So wirkt schon hier der Körper auf den Geist.

Einmal hat mein eigener Lehrer uns mehr als eine Stunde sehr ausführlich und sorgfältig nur eine Körperseite üben lassen und uns dann, ungeachtet der vielfach erhobenen Forderung nach Ausgleich, zu einer mehrstündigen Wanderung durch die Alpen geführt. Bei jedem Schritt spürte ich einerseits die herrliche Offenheit, Vitalität und wache Gelöstheit der geübten Seite und dagegen fast hölzern, zusammengezogen, staksig und dumpf meinen „Normalzustand" in der ungeübten Seite. Damals entstand in mir der feste Entschluß, es nicht bei dieser Art von „Normalität" bewenden zu lassen, sondern so klar und wach wie möglich zu werden.

Wahrnehmung lebt also vom Kontrast. In diesem Beispiel habe ich gleichzeitig den Unterschied zwischen geübter und ungeübter Seite gespürt. Üben wir uns im Nachspüren während und zwischen den Übungen, so kommt es zu Wahrnehmungen im Sinne der Nachzeitigkeit, des „Vorher-nachher". Die entscheidende Erfahrung ist dabei, daß wir uns nach unserer Übungssitzung besser fühlen als vorher, und das oft auch dann, wenn wir zwischendurch einige Mühen durchlebt haben. Diesen Unterschied ganz zu begreifen, d. h. auch, ihn in Begriffe fassen zu können, fällt anfänglich noch etwas schwer, wir fühlen uns halt irgendwie „besser". Schließlich lernen wir aber im Laufe der Zeit und nicht zuletzt auch durch das immer wieder geduldige Nachfragen des Lehrers, was es konkret bedeutet, wenn sich der Körper „gut" fühlt, was im einzelnen die Bedingungen und Auswirkungen dieses Zustands ausmacht.

Auf diese Weise gewinnen wir ein immer klareres Erleben für unser körperliches Wohlbefinden, unsere Ausgeglichenheit. Wurde uns der Körper früher mehr in extremen Zuständen bewußt, so entsteht jetzt eine wachsende Sensibilität auch für kleinere Abweichungen.

Damit einher gehen die ersten Auswirkungen der Yogapraxis in unserem Alltag. Ohne daß wir uns besonders beobachten, wird uns vielleicht gerade das Unbequeme einer Haltung bewußt, spüren wir eine

Spannung in den Schultern und lösen sie oder atmen einfach nur durch. Wir aktivieren also die Wahrnehmung und das „Körpergedächtnis". Der Körper erinnert sich sozusagen an das Angenehme und fordert eine Korrektur. So unspektakulär diese Ereignisse auch scheinen, zeigen sie doch, daß unser Yogaweg jetzt außerhalb der Übungsstunden weiterwirkt. Diese kleinen und doch tiefgreifenden Veränderungen entstehen nicht als aufgesetztes Verhalten, etwa weil wir uns jetzt vorgenommen haben, uns „besser zu halten" oder „tiefer zu atmen". Vielmehr gehen wir jetzt aus einem innerem Erleben heraus mehr und mehr nach dem, was uns gut tut oder schadet. Wir wecken also allmählich eine uns innewohnende gesunde Intelligenz. So ist es keine Seltenheit, daß Menschen, die Yoga eine Zeit lang geübt haben, eines Tages und ganz zwanglos mit dem Rauchen aufhören, weil sie spürbar erleben, „daß es jetzt nicht mehr paßt". Das uns innewohnende Gefühl für „Ganzheit" oder „Gesundheit" hat sich soweit entwickelt, daß Rauchen jetzt nicht mehr als ein Genuß oder eine Bewußtseinserweiterung erlebt wird, sondern als eine Einschränkung.

Auch wenn wir nicht gleich mit dem Rauchen aufhören, so haben sich doch nach einigen Wochen schon einige Veränderungen eingestellt: Der erste (selbstverursachte) Streß, alles gut zu machen, ist einer Haltung von Gleichmut gewichen, wir fühlen uns vertrauter mit der Übungssituation und der Gruppe, mit der wir gemeinsam üben und denken vielleicht nicht mehr, daß wir uns als einzige besonders dumm anstellen. Dabei haben wir uns schon ein wenig an die neuen körperlichen Bewegungen gewöhnt und erleben für Momente, daß unsere Konzentration mühelos wird und ganz im Moment aufgeht. Nach dem Kurs fühlen wir uns vielleicht belebt oder zur Ruhe gekommen, schlafen besser und wachen am nächsten Tag gestärkt und ausgeruht wieder auf. Mit einem Wort, wir fühlen uns mehr angekommen in unserem Körper, in unserer Lebenssituation und nicht zuletzt auch im Yogakurs.

Alltag und Yoga – zwei Welten?

In dieser Phase empfinden viele Menschen einen deutlichen Unterschied zwischen ihrem Alltag und dem Erleben der Yogastunden. Wenn wir die Beschreibungen einander gegenüberstellen, so scheint es sich fast um zwei verschiedene Welten zu handeln. Im Alltag fühlt man sich oft gestreßt, zerrissen, ohne Mitte, angespannt, überdreht, ausgelaugt, müde, schwer, losgelöst und ohne Boden. Im Yoga dagegen ruhig, gelöst, in seiner Mitte, gekräftigt, ausgeruht, voll Spannkraft, leicht, geerdet, bei sich, harmonisch und ausgeglichen. Im Yoga scheint also all das zu entstehen, was uns im Alltag fehlt, und die Yogastunden werden zu einer Art „Oase" in der hektischen Woche. „Nur schade, daß die Wirkung nicht die ganze Woche anhält."

Interessanterweise steigert sich dieser Gegensatz zunächst mit der Intensität, die wir in der Yogapraxis erreichen. So wird das „Zurückkommen" nach einem Yogawochenende oft als Bruch zwischen zwei Welten erlebt. Durch die gemeinsame Praxis und den besonderen Umgang miteinander schaffen wir einen geschützten Rahmen, einen offenen Raum, in dem sich unsere positiven Eigenschaften ungestört entfalten können. Diese hier auftretenden guten Eigenschaften kommen nicht von außen, sondern aus uns selbst, und doch sind wir anfänglich noch von diesem Rahmen abhängig. Unter den Bedingungen des Alltags, die vielleicht nicht so freundlich und unterstützend sind, scheinen diese Eigenschaften schlagartig wieder zu verschwinden. Wir sind bestürzt darüber, wie schnell unser Gleichmut, unser Wohlwollen und andere „Errungenschaften" des Yogakurses wieder dahin sind, enttäuscht, daß sie sich nicht halten, wir anscheinend dauernd etwas dafür tun müssen. So wirkt dieses Phänomen wie ein „Re-entry-Schock". Auf dieser Stufe ist das ein ganz normales Phänomen, das zunächst mit den guten Erfahrungen, die wir machen, zusammenhängt.

Wenn ich über einen längere Zeitraum mit einer Gruppe gearbeitet habe und wir uns wieder trennen, so hat es sich inzwischen bewährt, regelrecht auf diesen Übergang in die Alltagswelt vorzubereiten, damit es nicht zu einer „Bruchlandung" kommt. Dabei geht es darum, die in der Yogapraxis gewonnene Haltung mehr und mehr in unser Leben zu integrieren. Diese Integration ist ein ganz entscheidendes Ziel unserer Arbeit. Geschieht sie nicht, wird sich der Gegensatz zwischen Yoga und Alltag immer mehr verschärfen. Statt durch die Methoden des Yoga stärker mit dem eigenen Potential in Kontakt zu kommen, werden die guten Eigenschaften abgespalten und dem Yoga zugeschrieben und so entsteht statt persönlicher Weiterentwicklung eine neue Abhängigkeit. Sätze wie: „Ohne mein Yoga kann ich nicht mehr leben" oder „Ein Tag ohne Yoga ist für mich ein verlorener Tag" zeigen diese Gefahr.

Brauchen wir also nur etwas häufiger zu üben, vielleicht drei- bis viermal in der Woche und können im übrigen alles beim alten lassen? Natürlich ist es schön und wünschenswert, so häufig wie möglich zu üben. Aber wenn im Alltag weiterhin all das fehlt, was im Yoga stattfindet, so bedeutet das allein noch keine Integration der Yogapraxis in den Alltag. Gelingt sie aber, dann führt zum Beispiel die im Yoga erlebte Ruhe und Gelassenheit dazu, daß sich auch die Beziehungen zu unseren Mitmenschen verbessern, weil wir uns vielleicht ausgeglichener und geduldiger verhalten. Die gewonnene Sicherheit wirkt so als Selbstsicherheit zurück.

Obwohl die positiven Wirkungen des Yoga jetzt deutlich erlebt werden, ja, die Stunde einem sogar „gefehlt hat", wenn man einmal verhindert war, so scheint es doch partout nicht möglich zu sein, für sich selbst zu Hause zu üben. Interessanterweise findet sich dort leider „überhaupt keine Zeit" oder Gelegenheit.

Vielleicht sollten wir uns einmal ansehen, was die „Yogawelt" von der „Alltagswelt" so sehr unterscheidet – oder besser: was wir im Yoga so anders machen als in unserem Alltag. Sollte es uns gelingen, hier eine Brücke zu schlagen, so wäre der starke Gegensatz aufgehoben und der Weg zur Integration des Yoga in den Alltag geebnet.

Eine immer wiederkehrende Beschreibung unseres entfremdeten alltäglichen Zustands äußert sich in dem Gefühl, „nicht in unserer Mitte zu sein", Harmonie und Ausgeglichenheit im eigenen Wesen zu vermissen. Wie Harmonie aus der Sicht des Yoga aussieht und was das für unsere Praxis bedeutet, wird Thema des folgenden Kapitels sein.

Harmonie oder Kontakt zu meinen Wurzeln

Die Yogalehren beruhen auf dem Menschenbild der Ayurveda, eines medizinischen Systems, das heute noch in Indien lebendig ist und welches auch in die Grundlagen der tibetischen Medizin eingegangen ist. Es ist in seinem Kern eine Harmonielehre, eine Lehre vom Gleichgewicht der Säfte, der „Humores", wie sie auch in Europa zur Zeit des Paracelsus bestand. Nach der Vorstellung des Ayurveda und der tibetischen Medizin werden sämtliche Lebensvorgänge von dem Zusammenwirken dreier Kräfte oder Prinzipien gesteuert. Wenn diese ausgeglichen, also in Harmonie miteinander sind, ist der Mensch gesund. Das Überwiegen oder relative Fehlen einer der drei Kräfte führt zu Unausgeglichenheit und schließlich zu den verschiedenen Krankheiten. Dieser Gedanke der körperlichen und seelischen Harmonie ist für die Yogapraxis wichtig. Es geht darum, sie umzusetzen und zu verbessern.

Das erste Prinzip ist so etwas wie die „Erde" in unserem Körper. Immer wenn wir uns sicher und mit „beiden Beinen auf der Erde" fühlen, wenn wir voller Vertrauen und Sicherheit sind, uns geschützt oder geborgen fühlen, gelassen und jovial, aber auch schwer und stabil, sind wir mit diesem Prinzip in Kontakt. Es drückt sich auch aus im Essen und Trinken, das „Leib und Seele zusammenhält". Ein Menschentyp, in dem dieses Prinzip besonders deutlich wird, wäre ein ruhiger und freundlicher, eher phlegmatischer Typ, den nichts so schnell aus der Ruhe bringt. Für unsere Zwecke hier wollen wir dieses Prinzip einfach „Erde" oder „Stabilität" nennen. Wollten wir in unserer Vorstellung eine Richtung damit verbinden, so wäre dies die Richtung nach unten, eben zur Erde hin.

Das zweite Prinzip ist so etwas wie das „Feuer" in uns. Immer wenn wir uns besonders tatkräftig fühlen, wenn wir uns für etwas begeistern und auch bereit sind, uns mit all unserem Willen dafür einzusetzen, wenn wir uns körperlich stark fühlen, bereit, unsere Kräfte zu messen, aber auch konzentriert und entschlossen, sind wir mit diesem Prinzip besonders in Kontakt. In der Kraft und Kampfbereitschaft eines athletisch gebauten Menschen wird uns dieses Prinzip besonders deutlich. Für unsere Zwecke wollen wir es „Feuer" oder „Kraft" nennen. Wollten wir in unserer Vorstellung eine Richtung damit verbinden, so wäre dies die Richtung nach vorn – dort, wo unser Ziel ist.

Das dritte Prinzip ist so etwas wie der „Wind" oder die Beweglichkeit in uns. Immer wenn wir uns besonders ungebunden, leicht und frei fühlen, wenn wir ganz spontan unseren Impulsen nachgeben, ohne die Schwere von Verantwortung und Moral zu spüren, wenn unser Denken einfallsreich und beweglich ist, wir leicht zu begeistern sind, aber auch schnell bereit, den Gegenstand unseres Interesses zu wechseln, dann sind wir in besonderer Weise mit diesem Prinzip in Kontakt. Das Bild einer leichten, quirligen Tänzerin kann uns dieses Prinzip eindrucksvoll veranschaulichen. Für unsere Zwecke wollen wir es „*Wind*" oder „*Beweglichkeit*" nennen. Wollten wir in unserer Vorstellung eine Richtung damit verbinden, so wäre dies die Richtung nach *oben*.

Haben wir einen Eindruck davon gewonnen, daß die drei Begriffe Stabilität, Kraft und Beweglichkeit nicht einzelne Worte sind, sondern jeder für eine ganze „Familie" von Zuständen oder Eigenschaften steht, so reichen sie für das weitere Verständnis vollkommen aus. In der Übungspraxis haben wir festgestellt, daß es sogar ausreicht, uns während des Übens auf die drei Richtungen zu konzentrieren. Sobald wir eine der Richtungen besonders betonen, kommen wir auch mit dem entsprechenden Zustand mehr in Kontakt. Auf diese Weise haben wir die Möglichkeit, selbst einen Ausgleich der Energien und damit die Harmonie unserer Übungsweise zu steuern. Dies gilt dann letztlich auch für den Alltag. Wenn ich erkenne, wo „es gerade fehlt", kann ich mit einfachen Mitteln gegensteuern.

Lassen Sie mich noch einmal kurz zusammenfassen, was Harmonie oder Ausgeglichenheit in Bezug auf unsere Übungen bedeutet. Auf der körperlichen Ebene ist eine Stellung ausgewogen, wenn drei Dinge miteinander im Einklang sind:

Die Stabilität. Sie ist die Basis der Stellung, die Erdung. Sie ist Ausdruck von Vertrauen und Sicherheit. Als Element entspricht sie der Erde.

Die Kraft. Sie ist Ausdruck der Ausrichtung, des Willens, der Entschlossenheit und Konzentration. Als Element entspricht sie dem Feuer.

Die Beweglichkeit. Sie ist Ausdruck der Leichtigkeit und Gelöstheit, als Element entspricht sie dem Wind (der Luft).

In dem Moment, wo das Gleichgewicht dieser drei Elemente gelingt, wird die Stellung zugleich intensiv wie auch leicht oder einfach. Es ist ein Zustand, der sich selbst erklärt, was bedeuten soll, daß der Übende merkt, wenn es „stimmt".

Sehen wir uns einige Ausdrücke an, die wir zur Umschreibung von disharmonischen Zuständen, von Zuständen des Ungleichgewichts benutzen, so ist es überraschend, wie sehr sie auch auf die Zusammenhänge dieser Elemente hinweisen. Ich werde im folgenden solche Redensarten an passender Stelle einfügen. Dabei wird deutlich, daß die hier gewählte Betrachtungsweise unseren Erfahrungen auf sehr bildhafte Weise entspricht.

Die Harmonie einer Yogahaltung oder auch jedes anderen Zustands beruht darauf, daß diese drei Elemente ein System bilden, d. h., daß jede Veränderung eines von ihnen immer die anderen beiden mitbetrifft.

Haben wir z. B. zuwenig Basis (Erde), „keinen Boden unter den Füßen", sind also unsicher und instabil, so müssen wir mehr Kraft (Feuer) aufwenden um uns zu halten. Dabei werden wir starr, „wir können vor Kraft nicht laufen" und die Leichtigkeit und Beweglichkeit (Wind) geht verloren. Oder wir sind zu unruhig, „windig , durch den Wind", haben also zuviel Beweglichkeit, sind „abgehoben", also geht die Stabilität verloren, wieder brauchen wir mehr Kraft, „stehen unter Druck". Die Kraft erschöpft sich schnell, „wir sind ausgebrannt", und die Übung wird lasch. Haben wir zuwenig Kraft (Feuer), so wird alles schnell zu anstrengend und „schwer". Die Festigkeit der Erde überwiegt, wir „kommen nicht hoch", oder wir versuchen, die fehlende Kraft durch Schwung auszugleichen, mogeln uns durch: Die Übung verliert ihre Präzision und Ausrichtung. Wir sehen also, daß die Harmonie vom Zusammenspiel aller drei Elemente gebildet wird.

Die Umsetzung in der Praxis der Yogastunde ist ganz einfach. Ich bitte die Teilnehmer (denen der äußere Ablauf der Übungen mittlerweile vertraut ist), sich während des Übens immer wieder die drei Richtungen bewußt zu machen und dabei zu schauen, inwieweit diese im Einklang miteinander sind. Oder ob eine ständig zu kurz kommt oder eine andere immer im Vordergrund steht. Dabei steht die Richtung nach oben für die Beweglichkeit (Wind), die Richtung nach vorn für die Ausrichtung (Feuer) und die Richtung nach unten für die Stabilität (Erde).

Es ist immer wieder erstaunlich, wie gut die Teilnehmer ihre eigenen „Muster" erkennen und dabei auch oft Querverbindungen zu Tendenzen in ihrem Alltag herstellen können. So sagt zum Beispiel eine Kursteilnehmerin: „Ich tendiere immer wieder dazu, zuviel zu wollen und damit zuviel Kraft einzusetzen. Ich verliere dabei die Richtung nach oben und damit meine Leichtigkeit und fühle mich schnell starr und verkrampft. Mir fällt dabei auf, daß ich auch bei Alltagsaufgaben sehr schnell die Tendenz habe, alles immer schnell und gut erreichen zu *wollen*." Die Yogastunde wird auf diese Weise zu einem Versuchsfeld, auf dem wir uns erproben und unsere Eigenschaften erkennen und verstehen lernen. Dabei steht die

Übung stellvertretend für jede andere Art von Aufgabe, der wir im Leben gegenüberstehen könnten. Interessant ist hier, daß wir erfahren, wie wir an eine gegebene Aufgabe herangehen. Haben wir dies erst einmal erkannt, so können wir beginnen, spielerisch andere Lösungsstrategien auszuprobieren.

Bei diesem Prozeß spielt der Umgang mit Grenzen eine besondere Rolle. Da sich in unserem Umgang mit Grenzen sehr schön widerspiegelt, wie wir tendenziell mit uns selbst, unserem Körper, aber auch mit der Welt um uns herum umgehen, lohnt es sich, etwas ausführlicher darauf einzugehen. Schon auf einer rein körperlichen Ebene läßt sich unsere Yogapraxis als eine ständige Konfrontation mit den eigenen Grenzen und auch als ein Bemühen, diese zu erweitern, beschreiben.

„Grenzerfahrungen"

Immer wieder kommen wir an einen Punkt, an dem es körperlich nicht weitergeht. Etwas scheint zu sperren. Möglicherweise fiel uns die gleiche Übung beim letzten Mal viel leichter. Oder es schien alles zu Ende, doch dann ging es plötzlich wie von selbst ein ganzes Stück weiter.

Natürlich kennen wir diese Erfahrungen auch aus dem Alltag – umgeben von Widerständen, kommen wir einfach nicht weiter. Je mehr wir uns bemühen, desto größer werden die Schwierigkeiten. Was gestern ganz einfach war, wird heute zum Problem. Wo wir nichts mehr erwartet haben, öffnen sich neue Möglichkeiten. Unter Umständen aber führen uns

Alter, Krankheiten und Unfälle oder andere Wendungen des Schicksals auch an unverrückbare Grenzen.

Aus meiner Sicht ist falscher Umgang mit Grenzen im Alltag eine wesentliche Ursache zahlreicher Probleme. Oftmals nehmen wir unsere Grenzen überhaupt nicht wahr. Erst, wenn es zu spät ist, merken wir, daß wir uns übernommen haben. Es ist nicht selten, daß Menschen erst krank werden oder nervlich zusammenbrechen, bevor sie innehalten und sich wieder um sich selbst kümmern. Der falsche Gebrauch von Kaffee und Zigaretten, schließlich auch von Medikamenten hilft dabei, diesen Punkt so lange wie möglich hinauszuschieben.

Mehr auf sich zu achten bedeutet also auch, die eigenen Grenzen wahrzunehmen und zu respektieren. Die Einsicht, daß unsere Fähigkeiten begrenzt sind, fällt uns unsagbar schwer. Viele Menschen neigen dazu, sich zu übernehmen und nehmen große Anstrengungen auf sich, um andere nicht zu enttäuschen. Dahinter steht oft der Wunsch, anerkannt und geschätzt zu werden. Ein Respektieren der eigenen Grenzen würde bedeuten, auch einmal „nein" zu sagen. Und damit auch den Anspruch loszulassen, immer alle Erwartungen zu erfüllen und alles gut zu machen. Damit lösen sich auch körperliche Spannungen, die mit der fortwährenden Anstrengung einhergehen.

Im „normalen" Alltag, bei Streß im Büro oder Ärger mit anderen Menschen, erleben wir immer wieder, daß die Ursache für einen großen Teil von Konflikten in Beziehungen offensichtlich darin besteht, daß man den gegenwärtigen Partner nicht so annehmen kann, wie er oder sie ist. Wenn wir selbst schon

41

unter den Grenzen unserer Fähigkeiten leiden, so sollte doch wenigstens der andere „perfekt" sein. Dabei wird oft deutlich, daß diese Grenzen ihre starke Bedeutung erst dadurch bekommen, daß man so sehr dagegen angeht.

Mit den eigenen Grenzen konfrontiert zu werden, löst ein Gefühl von Trauer aus. Dieses schmerzhafte Gefühl können wir meist nicht zulassen, und so zeigt es sich als Unbehagen, Ärger oder sogar Wut. Diese Gefühle richten sich meist auf andere, und zwar am ehesten dann, wenn wir deren Grenzen wahrnehmen. Es findet also eine Verschiebung statt. Wer selbst gern zu spät kommt, ärgert sich meist besonders lautstark über andere, die zu spät kommen. Wir kritisieren die Grenzen anderer besonders deshalb, weil wir unsere eigenen Grenzen kaum ertragen können. Wir haben es schwer, uns selbst in unserer Begrenztheit anzunehmen, und damit ist es auch geradezu unmöglich, anderen Menschen diese Haltung entgegenzubringen.

Grenzen zu akzeptieren bedeutet also auch, nicht daran anzuhaften, und tatsächlich geschieht es dann oft, daß ein solches Hindernis sich auflösen kann. Was hier gefordert wird, mag im ersten Moment sehr widersprüchlich erscheinen: einerseits geht es darum, Grenzen zu erkennen und anzunehmen, andererseits sollen wir sie aber nicht zu „wirklich" nehmen. Lassen Sie mich an ein paar Beispielen zeigen, wie wir in der Yogapraxis mit diesen komplexen Erfahrungen umgehen:

Die Erfahrung, begrenzt zu sein, ist für die meisten von uns nicht einfach zu verarbeiten und oft mit einer Selbstabwertung verbunden. Sich anzunehmen bedeutet also, diese Grenzen liebevoll zu begrüßen. Beim Üben in der Gruppe erleben wir, daß die Erfahrung von Grenzen immer da ist, daß alle Teilnehmer in irgendeiner Weise begrenzt sind, auch die „guten". Wir entdecken oft auch einen gewissen Ausgleich: Zwar gibt es Übungen, in denen wir früher an unsere Grenzen kommen als jemand anders, doch dann erleben wir dies in einer anderen Übung auch wieder umgekehrt.

Die Erfahrung zeigt, daß Übende nicht nur die Grenzen, sondern immer auch Fähigkeiten in sich entdecken, die vielleicht vorher verborgen waren. Vielleicht sind unsere ersten Erfahrungen auch davon geprägt, daß wir unsere Grenzen nicht wahrnehmen, daß wir also über diese Grenzen hinausgehen. Sicher wird das überall dort der Fall sein, wo wir auch im Alltag diese Tendenz haben. Anders als im Alltag werden wir aber mit den Folgen dieser Haltung sofort konfrontiert. Habe ich beim Üben eine Grenze verletzt, so meldet der Körper dies unmittelbar nach der Übung (z. B. als Gefühl der Verspannung) zurück. Wir werden also immer gleich mit unserer Tendenz konfrontiert und lernen auf diese Weise recht schnell.

Wir praktizieren dabei, Grenzen freundlich anzunehmen. Es ist ein ganz entscheidender Schritt der Yogapraxis, eigene Grenzen kennenzulernen und anzunehmen, ohne sich dafür abzuwerten. Mit der Zeit wirkt diese Erfahrung auch heilend in den Alltag hinein.

Andererseits gilt es auch, zu erkennen, daß nicht alle Grenzen so fest sind, wie wir meinen. Und schließlich gibt es auch noch einen Zusammenhang zwischen unserer eigenen Einstellung und dem Erleben von Grenzen. Ein großer Teil der eigenen Einschränkungen entsteht aus unserer Vorstellung und hat sonst weiter keine Wirklichkeit. Auch in diesem Fall machen wir entsprechende Erfahrungen in der Yogapraxis. So kommt es oft vor, daß bestimmte Übungen anfänglich nicht gelingen wollen, weil man davon überzeugt ist, sie nicht zu können. Wird man jedoch durch eine kleine Abfolge von Bewegungen in die Übung hineingeführt, ohne es eigentlich zu bemerken, so gelingt es überraschenderweise recht gut. Das Thema „Umgang mit Grenzen" ist also sehr zentral und vielschichtig.

Erinnern wir uns noch einmal an das „Modell" mit den drei Richtungen oder den drei Elementen Feuer, Wind und Erde. Wir hatten gezeigt, wie sich in ihnen drei unterschiedliche Tendenzen widerspiegeln, mit der Welt umzugehen. Auch den persönlichen Umgang mit Grenzen können wir unter diesem Blickwinkel betrachten. Dabei wollen wir uns vor Augen halten, daß das jeweilige Verhalten nicht in jedem Moment frei gewählt wird, sondern sich als das Ergebnis fest eingeschliffener Gewohnheiten spontan manifestiert.

Schauen wir uns doch gemeinsam an, was die Menschen typischerweise machen, wenn es schwierig wird. Ich erlebe immer wieder, daß es grundlegend drei Arten gibt, auf Grenzen zu reagieren. Ich werde bei der Beschreibung etwas dick auftragen und die einzelnen Eigenschaften etwas überzeichnen, gehe also bewußt von einer einseitigen Übungsweise aus, um so die betreffende Tendenz deutlicher zu machen.

Die erste Möglichkeit besteht darin, gegen diese

Grenze anzugehen, sich zu zwingen, diese Grenze zu übergehen. Der Übende nimmt also seine ganze Willenskraft zusammen, erträgt tapfer schmerzhafte „Nebenwirkungen" wie Muskelziehen o. ä., hält vielleicht sogar die Luft an und benutzt dabei in der Regel seine Körperkraft, um „weiter zu kommen". Das Ergebnis ist also eine sehr feste, verspannte Übungsweise. Danach bleibt oft ein Gefühl von Anspannung und Erschöpfung.

Bei der zweiten Möglichkeit versucht der Übende sofort, der Intensität der „Grenzerfahrung" auszuweichen. Er sucht unter unruhigen Bewegungen nach Möglichkeiten, die Übung so zu machen, daß dieses Gefühl nicht mehr auftritt und bricht dann oft die Übung vorzeitig ab, wobei er gern aus der Haltung „herausschnellt". Im Ergebnis fühlt man sich unruhig und oft auch frustriert.

Im dritten Fall findet der Übende oft die Möglichkeit, eine Übung so zu machen, daß die Grenze eigentlich nicht erreicht wird, oder die Anzeichen der Grenze werden auf stoische Weise nicht wahrgenommen, das Problem gewissermaßen „ignoriert". Es entsteht der Eindruck, er habe es sich in der Stellung „gemütlich gemacht". Das Ergebnis ist eine eher lasche, phlegmatische Übungsweise.

Auch hier besteht der wichtigste Schritt wieder darin, die eigenen Tendenzen (die natürlich nie so kraß ausfallen, wie in unserem Beispiel) erst einmal wahrzunehmen. Da auch hier keine einseitige Haltung zum Erfolg führt, sondern erst die Ausgewogenheit der Elemente, so werden wir im Verlauf unserer Praxis immer aufmerksamer und sensibler und lernen mit der Zeit, unsere gewohnheitsmäßige Tendenz schon in dem Moment zu erkennen, in dem sie sich aufbaut.

Gleichzeitig bringt uns die Praxis dazu, nach Ausgleich zu streben, daß heißt, wir werden mit Aufgaben konfrontiert, bei denen uns unsere gewohnten Verhaltensweisen nicht weiterführen. Machen wir zum Beispiel bei gestreckten Beinen eine Beugung des Beckens nach vorn und bringen dadurch den Rumpf zu den Beinen (wie etwa bei der Übung „die Zange"), so wird sich auf der Rückseite der Beine ein Ziehen der sogenannten ischiokruralen Muskulatur bemerkbar machen. Diese Muskulatur setzt außer an den Unterschenkeln noch am unteren Teil der Beckenknochen, den Sitzbeinhöckern, an. Wird nun das Becken nach vorn geneigt, so bewegen sich die Sitzbeinhöcker nach hinten und ziehen die Muskeln in die Länge. Diese Dehnung gehört zu den beabsichtigten Wirkungen der Übung.

Bei den meisten Menschen unseres Kulturkreises widersetzen sich diese Muskeln der Dehnung ziemlich früh. Das verursacht also dieses Ziehen, das in der Regel als unangenehm erlebt wird.

Eine gängige Ausweichbewegung ist es, den unteren Rücken zu runden, statt das Becken vorzubeugen. Dadurch läßt das Ziehen etwas nach, und gleichzeitig kommen wir „viel weiter". Tatsächlich kommt der Rumpf so den Beinen schon viel näher. Ein Gefühl für die starke und auf Dauer auch schädliche Dehnung der Lendenwirbelsäule besteht in der Regel nicht. Subjektiv wird das Üben jetzt als Erfolg betrachtet. Der Grund dafür wiederum liegt in einer Sichtweise, die wir als „zielgerichtetes Üben" bezeichnen, was hier bedeutet, daß der Erfolg nicht am

Prozeß (Dehnung der Muskulatur, Umgang mit Grenzen und störenden Gefühlen) gemessen wird, sondern am äußerlichen Ergebnis. Zwar sind wir jetzt weiter nach vorn gebeugt, aber der beabsichtigte Prozeß hat nicht stattgefunden. Stattdessen wurde die Lendenwirbelsäule stark gedehnt, was auf die Dauer schädlich und unter Umständen sogar gefährlich ist. Es kommt also nicht in erster Linie auf das Ergebnis an, sondern vor allem auf den Weg, der uns dorthin führt, und noch mehr: Dieser Weg *ist* das Ergebnis. Und dieser Weg ist für jeden anders.

Bleiben wir aber noch etwas bei unserem Beispiel. Wenn wir also nicht ausweichen, also den Rücken gerade lassen, bleiben wir in Kontakt mit unserer Grenze, jenem Ziehen in den Beinen. Versuchen wir nun, mit unserem Willen weiterzukommen (Feuer), so wird sich in dieser Übung die Grenze als immer fester erweisen. Je mehr wir uns bemühen, desto fester und angespannter reagiert unsere Muskulatur auf die Dehnung. Dehnung aber hat etwas mit Loslassen, mit Hingabe zu tun. In unserem Modell ist das der Ausdruck des Elements Erde: Vertrauen, Hingabe und Loslassen. Um das entwickeln zu können, muß ich das Ziehen in den Muskeln erst einmal annehmen. Es ist schließlich eine ganz normale Begleiterscheinung eines gedehnten Muskels. Kann ich jetzt noch Vertrauen entwickeln (in diesem Fall das Vertrauen, daß das Ziehen nicht unerträglich stärker wird, solange ich keine äußere Kraft aufwende) und überlasse mich in der Dehnung der Schwerkraft, so kann überhaupt erst ein Loslassen entstehen. Die Grenze ist plötzlich nichts Festes, Endgültiges mehr, sondern wird fließend und verschiebt sich (Wind, Bewegung), wir haben unsere Grenze erweitert und dabei erkannt, wie wir selbst zu ihrer „Wirklichkeit" (Wirkung) beigetragen haben.

Am Beispiel der Grenzen haben wir gesehen, daß die Arbeit mit körperlichen Phänomenen zu einer Arbeit mit dem Geist wird, daß beides eigentlich nicht zu trennen ist, sondern ineinander übergeht. Für mich ergibt sich hier eine einfache Antwort auf die Frage nach dem „geistigen Hintergrund" des Yoga. Ich sehe ihn nicht in erster Linie in der Auslegung fernöstlicher philosophischer Gedanken, sondern er ist sowohl im Übungsrahmen als auch im Alltag spürbar. Wenn wir in dieser Weise mit dem Geist arbeiten, so einfach deshalb, damit die Menschen mit sich und anderen besser umgehen. Das im Yoga über Jahrhunderte angehäufte und erprobte Wissen um die Zusammenhänge von Körper und Geist stellt uns dazu eine Menge geschickter Methoden bereit.

Ein großer Teil unserer Grenzen hängt mit unserer geistigen Einstellung zusammen, mit den Vorstellungen, die wir von uns selbst und unseren Fähigkeiten haben. Auf dem Yogaweg können wir immer wieder feststellen, daß allein der Gedanke, etwas sei „schwer" oder „es geht nicht" eine Wirkung hat, d. h. eine „Wirklichkeit" hat. Gelingt es, die Übenden von diesen Einstellungen abzulenken oder andere Einstellungen im Geist zu wecken, so lösen sich Grenzen oftmals spurlos auf. Durch geschicktes Heranführen an eine Aufgabe gelingen so Dinge „en passant", die man sich vorher nicht einmal vorstellen konnte.

Der Gebrauch des Willens: „Tun ohne zu tun" oder „die Ideologie des Machbaren"?

Im Zusammenhang mit dem geschickten Umgang mit Grenzen wird schnell deutlich, daß es auch darum geht, einen richtigen Gebrauch des Willens zu lernen. Yoga zeigt uns, daß überall dort, wo der Wille, das „Machen", zu sehr im Vordergrund steht, die Grenzen sich verhärten, Widerstand entsteht.

Wir sind gewohnt, daß wir, wenn wir etwas erreichen wollen, unseren Willen einsetzen müssen. Erfolg, wie wir ihn verstehen, verlangt ein zielgerichtetes Denken und unsere ganze Tatkraft. Unsere Gesellschaft ist geprägt von einer Einstellung, die man „die Ideologie des Machbaren" nennt. Taucht ein Problem auf, so wird eine Strategie entworfen und diese „durchgezogen", um das Problem zu „lösen". Technischer Fortschritt und damit verbundene Erfolge im Umgang mit der Umwelt, sowie eine wachsende Gläubigkeit in die Segnungen der Wissenschaft haben diese Ideologie verstärkt und getragen. Viele Dinge werden inzwischen einfach deshalb gemacht, weil sie möglich sind.

Obwohl viele Probleme der Menschheit auf diese Weise gelöst worden sind, erleben wir immer stärker, daß sich andere Probleme immer mehr verschärfen und auf globaler Ebene Probleme ungeahnten Ausmaßes ausgelöst wurden. Die Ideologie des Machbaren scheint dort zu versagen, wo es um den Umgang mit lebendigen Prozessen geht.

Auf persönlicher Ebene erfahren wir dies, wenn wir trotz großer wirtschaftlicher oder beruflicher Erfolge unser Privatleben „nicht in den Griff bekommen", wenn die Beziehungen zu unseren engsten Mitmenschen nicht gelingen oder der Körper sein bedingungsloses Funktionieren aufkündigt. Anscheinend haben wir uns daran gewöhnt, daß ein erfolgreiches Leben immer auch mit Streß verbunden sein muß und mit persönlichen Opfern verbunden ist.

Als ich einmal während einer Einstimmung den Teilnehmern des Kurses wünschte, erfolgreich zu sein, kam anschließend eine junge Frau zu mir. Mit dieser Bemerkung hätte ich ihr die ganze einstimmende Meditation verdorben, sie sei schließlich zum Yoga gekommen, um einen Ausgleich zu der Welt da draußen zu finden, mit all ihrem Leistungsdruck und Streß. Ich war erstmal perplex. Natürlich wollte auch ich keinen Leistungsdruck und Streß. Aber keinen Erfolg? Seitdem habe ich oft über diese Begegnung nachgedacht – was denn wünsche ich anderen mehr auf diesem Weg als Erfolg?

Was zum Erfolg führt, hängt davon ab, worin dieser Erfolg besteht. Nicht nur im Yoga können wir erkennen, daß der bedingungslose, zielgerichtete Einsatz des Willens nicht immer erfolgreich ist. Wer allerdings als einziges Werkzeug über einen Hammer verfügt, für den sieht jedes Problem aus wie ein Nagel.

Interessanterweise treten im Yoga immer wieder Situationen auf, in denen wir durch den bloßen Einsatz unseres Wollens nicht weiter kommen, sondern oft Hindernisse dadurch aufbauen. Erst, wenn ich gelernt habe, meinen Willen etwa dazu zu gebrauchen, mich während eines Übungsablaufs nicht einzumischen, sondern die Dinge geschehen zu lassen, lösen sich diese Hindernisse wieder auf.

Ein gutes Beispiel dafür sind Gleichgewichtsübungen. Da das Gleichgewicht ein natürliches Geschehen ist, läßt es sich absolut nicht „machen". Versuchen Sie, auf einem Bein stehend, das Gleichgewicht zu „halten", so werden Sie wahrscheinlich sehr schnell mit einem Krampf in der Wade des Standbeins enden. Gelingt es jedoch, die Verantwortung für das Gleichgewicht an den Boden abzugeben, das Gewicht nach unten fließen zu lassen und sich in die feinen, unwillkürlichen Ausgleichsbewegungen im Fuß des Standbeins nicht einzumischen, so gelingt die Übung unter großer Gelassenheit. Ebenso erfordern alle Übungen, die mit Lösen von Spannungen einhergehen, daß wir eher Gleichmut und Hingabe entwickeln. Unser Erfolgsdenken wird also in andere Bahnen gelenkt.

Überraschenderweise kommt dieses Prinzip auch bei solchen Übungen zum Tragen, in denen zunächst scheinbar eher Körperkraft angewendet wird. Durch die oben beschriebene Tendenz zum zielgerichteten Üben neigen viele Menschen dazu, sich übermäßig anzuspannen und damit zu verspannen. Richten wir aber bei diesen Übungen die Aufmerksamkeit auf Körperpartien, die gelöst bleiben und benutzen in unserer Vorstellung Bilder, nach denen der Körper wie von selbst die gewünschte Stellung einnimmt (etwa: „wie eine Blume, die sich öffnet"), so gelingt auch hier die Übung kraftvoll, aber innerlich gelöst. Man knüpft also an dem an, was schon an Positivem da ist (den bereits gelösten Körperpartien) und unterstützt dies durch ein prozeßhaftes Bild (das Öffnen einer Knospe).

Natürlich kommt auch hier das Prinzip des Ausgleichs zur Anwendung. Die Entscheidung, welche der möglichen Kräfte („Erde", „Feuer" oder „Wind") vorrangig betont wird, hängt von der Disposition ab, die wir mitbringen, der Tendenz, mit der wir in eine Übung hineingehen. Auch spielen hier wieder kulturspezifische Voraussetzungen eine entscheidende Rolle.

Nach meiner Beobachtung in Indien und Europa liegt hier auch ein weiterer Grund dafür, daß die Prinzipien des Yoga nicht einfach auf unsere Bedingungen übertragen werden können, sondern durchdrungen und dann entsprechend angewandt werden sollten. Schließlich ist Yoga kein Selbstzweck, sondern eine Methode und muß als solche der Situation angemessen sein.

Allgemein gesprochen ist Hingabe und Gelassenheit als grundlegende Eigenschaft der Menschen in Indien eher vorherrschend (manchmal bis zu einem Maß, welches auf uns „fatalistisch" wirkt). Das stärkere Ansprechen von Eigenschaften wie Wille und Disziplin mag hier also im Sinne von Ausgleich hilfreich sein.

Hier im Westen stelle ich bei vielen Menschen eher die Neigung fest, zu stark mit dem Willen zu arbeiten, zielorientiert in die Übungen hineinzugehen und sich selbst unter Erfolgszwang zu setzen. So scheint mir, was dort angebracht ist, in unseren Verhältnissen noch ein „mehr Desselben" zu sein.

Gewohnheitsmäßige Verhaltensstrukturen, und zu denen gehören auch Bewegungsmuster, gewinnen immer dann an Einfluß auf uns, wenn unser Handeln einseitig von einem Ziel gesteuert wird und wir die Verbindung zum Augenblick verlieren. Das merkt man schon bei der Haltung, die viele Menschen beim

Gehen haben: Die Gedanken sind schon beim Ziel, entsprechend neigt sich der Oberkörper nach vorn. Von „aufrechtem Gang" kann keine Rede sein. Ein Gegenbeispiel dazu ist die Gehmeditation, bei der wir unsere Aufmerksamkeit in einfacher und konzentrierter Weise auf unsere Schritte richten. Durch den Gedanken: „ich komme an", den wir bei jedem Schritt wiederholen, unterbrechen wir die Gewohnheit, uns lediglich auf das Ziel hin zu bewegen und kommen ganz in den Augenblick, in dem wir unsere Bewegung, das Gehen, wahrnehmen und eins damit werden. So wird der Weg zum Ziel, und kein Schritt dieses Weges ist verloren.

Wie anders, wenn wir mit dem Auto unterwegs sind. Da rückt das Ziel in den Vordergrund, alles andere bis dahin ist Mittel zum Zweck, ist sozusagen von vornherein verlorene Zeit. Oder im Wartezimmer . . . Viele Dinge im Leben „erledigen" wir mit dem Ziel, etwas zu genießen, was danach kommen wird, doch dieses „Danach" erreichen wir dann nie . . . Dabei übernehmen in der Regel unsere Gewohnheitsmuster die Herrschaft über unser Verhalten. Unter Umständen helfen uns solche Muster, mit einer Situation umzugehen, oft aber sind sie wenig sinnvoll oder sogar widersinnig. Bitte achten Sie einmal darauf, wie Ihr Körper sich verhält, wenn Sie Ihr Auto einen Berg hinauf lenken oder wenn Sie ein anderes Fahrzeug überholen.

Untersuchungen haben gezeigt, daß die meisten Fahrer in solchen Situationen, wo es scheinbar zusätzliche Kraft oder Anstrengung braucht, körperlich so reagieren, als müßten sie diese mit ihrem Körper selbst aufwenden. Sie spannen die Muskeln an, bewegen sich nach vorn auf ihrem Sitz und machen sich leicht, halten vielleicht sogar für einen Moment den Atem an. Es scheint, als habe unser Körper die letzten Jahrzehnte technischer Entwicklung nicht realisiert und säße noch immer auf einem Pferderücken.

Im Übungsraum ist unsere Antwort auf diese Mechanismen das „Tun ohne zu tun". Wir erlernen in unseren Yogaübungen, die Kunst des „Nicht – Tuns". Das bedeutet natürlich nicht, daß wir faul herumsitzen und nichts tun. Wir üben uns vielmehr darin, sehr bewußt wahrzunehmen, wie wir unseren Willen einsetzen. Dabei kommt es uns darauf an, die Übungen quasi von innen heraus entstehen zu lassen. Diese Übungsweise sensibilisiert uns sehr stark für die Art und Weise, wie wir mit unserer Kraft und Anspannung umgehen. Wir lernen, unsere Kraft gezielter einzusetzen und auch unter körperlichen Anforderungen ein Gleichgewicht zwischen Anspannung und Lösung einzuhalten. Auf den Alltag übertragen bedeutet dies, eine gelassenere Haltung zu entwickeln, in der unser Handeln nicht von Automatismen beherrscht wird, sondern die uns in jedem Fall erlaubt, der Situation angemessen zu reagieren. Und das kann unter Umständen auch bedeuten, einmal nichts zu tun.

Intensität und Ausweichen

In den vorangegangenen Kapiteln haben wir uns immer wieder gefragt, welches die Bedingungen sind, damit eine Übung gelingt. Dabei haben wir jedesmal gemerkt, daß uns diese Fragestellung über den rein körperlichen Bereich hinausführt. Ausgehend von unseren eigenen Erfahrungen erweitert sich allmählich unser Blickwinkel, wir beginnen diesen Prozeß der Selbsterkundung immer ganzheitlicher zu sehen und zu erleben.

Ich suche natürlich in besonderem Maße nach Möglichkeiten, Yoga so zu vermitteln, daß es den Menschen nützt, d. h., daß sie das, was ich unterrichte, wirklich umsetzen können. Besonders beschäftigt mich dabei, herauszufinden, was im einzelnen daran hindert, eine Übung auf eine einfache, ganzheitliche und in diesem Sinne erfolgreiche Art zu tun. Was sind die Hindernisse, die sich dabei zeigen und woher kommen sie?

Oftmals, wenn eine Übung nicht recht gelingt, habe ich den Eindruck, daß es etwas gibt, dem der Übende ausweicht. Wenn der Körper sich vollständig ausrichtet, entsteht beim Üben eine Form von Intensität, die manchen Menschen anscheinend sehr ungewohnt ist.

Viele Körperübungen, die wir machen, erfordern den Aufbau eines „Spannungsbogens". Dieser besteht in einer möglichst vollkommen gleichmäßigen Anspannung einer bestimmten Muskelkette und kann sowohl von außen, als ein Ausdruck von körperlicher Harmonie, wie auch innerlich, als ein Gefühl von Intensität wahrgenommen werden. (Nicht zu verwechseln mit Schmerz, der bei *Ver*spannung auftritt.) Dieser Spannungsbogen „trägt" den Körper durch die Übung und sorgt dafür, daß Wirbelsäule und Gelenke entlastet sind. Ein erfahrener Yogalehrer erkennt von außen, wenn dieser Spannungsbogen „abbricht", also unterbrochen ist. Das Gewicht oder die Kraft wird nicht mehr getragen und zur Erde weitergeleitet, sondern lastet auf dem Knochengerüst.

Solange es noch nicht zu Schäden an Gelenken oder Bandscheiben gekommen ist, haben wir merkwürdigerweise wenig Empfinden für diese Fehlhaltung, während wir die Intensität des Spannungsbogens, die ja eigentlich die ganze Übung „leichter" macht, sehr wohl spüren. Es ist also diese Intensität, der die Übenden anfänglich immer wieder ausweichen, und ich stelle oft fest, daß sie mit „Anstrengung" gleichgesetzt wird.

Ein Teil unserer Übungspraxis besteht darin, diese Spannungsbögen ganzheitlich aufzubauen und die Intensität dabei zu suchen. Die Teilnehmer lernen dabei auch, zwischen Schmerz, Anstrengung und Intensität zu unterscheiden und letztere schließlich als Ausdruck vollständiger Präsenz zu verstehen: Intensität hat etwas damit zu tun, ganz im Moment zu sein, sich vollständig berühren zu lassen, zu empfinden. Ein frischer Windhauch, der mich aus meinen Gedanken reißt, der Duft einer Blume, der mich plötzlich aufatmen läßt, Momente, in denen wir mit uns und dem Leben vollständig in Kontakt sind.

Interessanterweise scheinen wir eine sehr ambivalente Haltung zu Intensität zu haben, abhängig davon wie wir sie bewerten. Dort, wo wir sie als anstrengend, langweilig, monoton etc. empfinden, versuchen wir Intensität aus unserem Leben zu eliminieren. Die körperliche Beanspruchung wird im Alltag vermehrt reduziert, intensive Momente vermieden.

Während die körperlichen Beanspruchungen in der Arbeitswelt immer mehr abgebaut und durch Maschinen und Apparate ersetzt werden, sind unsere

Arbeits- und Alltagssituationen in der Regel psychisch stärker belastend. Für wachsende Widersprüche sorgen einerseits monotone, zergliederte Arbeitsabläufe, Routine, entfremdete Tätigkeiten, Anpassung an Maschinen, andererseits wachsende Unsicherheit des Arbeitsplatzes, die Erfahrung von Ersetzbarkeit und Austauschbarkeit in einer Gesellschaft, die paradoxerweise den Wert des Individuums besonders hervorhebt.

Ein enormer Teil unserer technischen und kulturellen Leistung gilt der Bequemlichkeit, der Unterhaltung und Ablenkung von Langeweile, der Automatisierung einfachster Vorgänge bis hin zum Türöffnen.

Als Begleiterscheinung davon kommt es zu automatischen Verhaltensweisen, bei denen sich das Vermeiden von Intensität verselbständigt und wir eine ganze Reihe einfachster Fähigkeiten aus der Hand geben. Dabei geht es nicht immer nur darum, körperliche Intensität zu vermeiden. Es kann sich auch um Situationen handeln, die für Augenblicke unsere ganze geistige Aufmerksamkeit erfordern.

So lief einmal ein Schreinermeister, bei dem ich 8 Sack Brennholz à DM 6.– gekauft hatte, ganze 80 Meter quer durch die Werkhalle zu seinem Büro und zurück, um einen Taschenrechner zu holen und mir den Betrag auszurechnen, den ich schuldig war.

Aufzüge in den Häusern finden ihre Entsprechung in den Treppensteigmaschinen der Fitness-Studios. Und ähnlich sagte mir einmal ein Bekannter, dessen automatisches Garagentor nicht mehr funktionierte: „Ich finde es unzumutbar, daß die Automatik kaputt ist, und lasse mein Auto aus Protest auf der Straße, anstatt das Tor mit den Händen aufzustemmen. Meine Frau sagt auch, ich hätte da oben um die Arme herum zu wenig Muskeln. Vielleicht sollte ich sie im Fitness-Studio auftrainieren?"

Gleichzeitig besteht eine ungeheure Sehnsucht nach intensiven Momenten. Diese lebt sich vorzugsweise im Freizeitbereich aus. Das Boomen der sogenannten Extremsportarten ist ein Ausdruck davon. Nichts ist extrem genug, um nicht mit dem Wunsch, sich „einmal richtig zu spüren" unternommen zu werden. Und da scheint es, wir seien nur noch bei uns, wenn wir bei 160 km/h mit dem Motorrad durch die Kurven brausen, als Bungee-Springer von der Brücke stürzen, mit dem Fallschirm aus 3000 m Höhe den freien Fall üben oder als Freeclimber schwindelerregende Höhen überwinden.

Bei einer Talkshow, zu der verschiedene Extremsportler eingeladen waren, hielt der Moderator die Diskussion sehr lange beim Thema „Gefahr", während ich unruhig auf meinem Sessel vor dem Fernseher herumrutschend bedauerte (als ein „Extremsportler" der ganz anderen Art), nicht mit auf dem Podium sitzen zu können. Gern hätte ich das Thema auf das gebracht, was offensichtlich alle so sehr suchten: die Erfahrung von Intensität und damit die Erfahrung ihrer selbst und ihrer eigenen Lebendigkeit, die so weit weggerückt schien. Erst ganz zum Schluß der Sendung kam einer der Gäste, ein Bungee-Springer, darauf zu sprechen, daß er sich niemals so wirklich, so lebendig und so sehr bei sich selbst fühlen würde, wie in den Momenten nach dem Sprung in die Tiefe. Wie weit müssen manche nach außen gehen, um zu sich zu kommen!

Für all diejenigen, die sich nicht so sehr exponieren wollen (oder deren Budget das nicht zuläßt), gibt es dann ähnliche Vergnügungen im Fahrgeschäft der großen Jahrmärkte und Messen zu erleben. Achterbahnen, bei denen die sechsfache Erdbeschleunigung auf den Körper wirkt, Geräte, die uns kopfüber hinunterstürzen lassen. Immer wilder, schneller, bunter und lauter geht der Trend.

Wie einfach und ohne großen Aufwand läßt sich dem gegenüber Intensität in der Yogapraxis herstellen. Wie in den vorangegangenen Beispielen besteht auch hier der erste Schritt darin, unsere gewohnheitsmäßige Verhaltensweise, nämlich der Intensität auszuweichen, bewußt zu erfahren. Wenn unsere Wahrnehmung dafür sensibler geworden ist, kehren wir dieses Verhalten einfach um: In gewisser Weise suchen wir jetzt die volle Intensität einer Situation, einer Übung, ganz zu entwickeln.

Wir beugen über ein gestrecktes Bein, und es zieht im Knie. Wir suchen. Was können wir tun, damit der Oberschenkel, die Wade, teilhat an dieser Dehnung? Das Gefühl weitet sich aus, wir öffnen uns, in einem Moment dehnt sich das ganze Bein. Das Gefühl bekommt eine andere Qualität, ist weniger scharf und einschneidend, sondern mehr ganzheitlich. Intensiv und sehr real, aber freundlich. Wir müssen nicht mehr unbedingt zurück, können verweilen. Es ist dieses Verweilen-Können in einer Haltung, welches zeigt, daß die Übung wirkt. Die persönliche Grenze wird respektiert, Intensität zugelassen und in einer Einstellung von Gleichmut erlebt.

In solchen Momenten fühlen wir uns angekommen, unsere Kräfte sind in Harmonie miteinander.

Ein guter Anhaltspunkt für unsere Übungsweise ist das Eintreten dieser Gelassenheit. Solange wir innerlich darauf warten, wieder aus der Haltung herauszukommen, gehen wir noch nicht richtig mit der Intensität um. Haben wir den richtigen Umgang damit einmal gefunden, so sind wir bereit, in dieser Intensität zu verweilen, oftmals mit einem gewissen Gefühl der Zeitlosigkeit.

Die Wirkung dieser Übungsweise ist, daß wir uns sehr bei uns fühlen, eine ruhige Klarheit empfinden und uns unserer Vitalität rundum bewußt sind. Nicht aufgeputscht oder äußerlich stimuliert spüren wir eine belebende Kraft aus unserer Mitte. Im Gegensatz zum Aktivismus des Alltags handeln wir aus einer großen Ruhe heraus und erleben diese Handlungen als sehr kraftvoll.

Immer wieder bin ich beeindruckt von der intensiven Präsenz, die in gut vorbereiteten Übungsgruppen entsteht. Alles Überflüssige scheint von den Menschen abgefallen, minutenlang sitzen wir schweigend – es gibt nichts mehr zu tun.

Das Erleben dieser Intensität in der Stille scheint in unserer Welt der immer schrilleren Reize wie ein Anachronismus – andererseits erlebe ich auch eine große Sehnsucht danach. Vielleicht sucht man in der Regel zu fern. Wie alles Große ist es sehr einfach und nah, eine Fähigkeit, die wir schon immer besitzen, die wir aber manchmal neu entdecken müssen.

Schmerz entsteht durch Festhalten

Ein besonders intensives Erleben eigener Art ist Schmerz. Körperlicher Schmerz und psychisches Leiden gehören zum menschlichen Leben ebenso sicher wie Geburt, Alter, Krankheit und Tod. Es gibt wohl kein Lebewesen, das lieber Schmerz erlebt als Freude (mögen die jeweils dazu gewählten Wege manchmal auch widersinnig erscheinen). Dennoch ist es wichtig, Leiden als einen Bestandteil des menschlichen Lebens anzuerkennen. Diese Erkenntnis ist einerseits zwar schmerzlich, kann sich andererseits aber auch sehr entlastend auswirken, wenn wir mit der Realität von Leiden umgehen müssen. Zum Beispiel, wenn wir selbst oder ein naher Angehöriger schwer erkranken. In dieser Situation fragen wir uns als erstes, warum gerade uns dieses Schicksal widerfahren ist. Wir erleben es als Unglück und empfinden es als ungerecht. Solange das Leiden andauert, scheint alles entwertet und sinnlos. Es ist, als würde man nicht wirklich leben. Diese Haltung verstärkt unseren seelischen Schmerz und kann auch den Krankheitsverlauf negativ beeinflussen. Erst, wenn wir verstehen, daß menschliches Leben nicht ohne Leiden möglich ist, ändert sich dieser Zustand. Wir hören auf, zu hadern, nehmen das uns widerfahrene Schicksal an und machen das beste daraus.

Auch Schmerzen begegnen wir am häufigsten mit der Haltung, daß wir sie auf keinen Fall haben wollen. In der Regel steckt dahinter ein sehr gesundes Verhalten. Es ermöglicht uns, Schmerz als Warnung anzunehmen und entsprechend zu reagieren, etwa unseren Körper vor Verletzungen zu schützen. Die

Hitze eines Feuers, das Übermaß eines Gewichtes, das verdrehte Knie u. ä. lösen solche „Warnschmerzen" aus.

Sicher gibt es Schmerzen, die ihrer Natur nach immer diesen Charakter haben, also unbedingt eine Reaktion verlangen, andere aber können ihre Bedeutung mit dem Kontext verändern. So mag es zwar Menschen geben, die Schmerzen beim „Bohren" als Warnung vor dem Zahnarzt interpretieren, in der Regel aber sehen wir hier einen anderen Zusammenhang.

Vernünftig, wie wir sind, nehmen wir Schmerzen beim Reinigen einer Wunde oder beim Richten eines gebrochenen Knochens als eine Voraussetzung zur Heilung an. Tatsächlich gibt es auch psychischen Schmerz, der heilt – dort, wo er eine lange fällige Erkenntnis begleitet oder als berechtigte Trauer seinen Raum fordert. Schmerz, mit dem ich mich aussöhnen muß, Schmerz, der mich läutert.

Auch Yoga fordert (und fördert) einen differenzierten Umgang mit Schmerz. Mit der simplen Haltung „bloß keine Schmerzen" kommen wir hier nicht weit. „Ach ja", denken Sie vielleicht, „es ging ja auch um Intensität und Yoga ist grundsätzlich gesund, also nichts wie durch . . ." Aber auch diese Einstellung ist nicht förderlich. Wenn wir falsch mit dem Körper umgehen und dadurch Schmerzen entstehen, so hat das nichts mit der Intensität zu tun, die wir suchen. Auch nichts mit dem Auflockern und Hinausschieben von Grenzen. Es ist nicht etwas, was wir durchstehen, bis der Körper nachgibt. Es ist schlicht und einfach eine Warnung und bedeutet, „etwas muß geändert werden, nicht so weiter machen"!

Obwohl ich es anfänglich nicht glauben konnte, so mußte ich doch einsehen, daß sehr viele Menschen solche Signale ihres Körpers nicht richtig wahrnehmen oder interpretieren. Tatsächlich ist es inzwischen ein Teil unserer Praxis geworden, die Sensibilität für diese Grenzen, die der Körper meldet, wieder zu wecken. Dabei schaffen wir also zuerst ein klares Bewußtsein für die Schmerzen, die warnenden Charakter haben.

Der sicherste Anhaltspunkt für die Qualität einer Übung ist das Gefühl, welches danach entsteht. Sowohl unmittelbar nach einer Übung sowie auch am nächsten Tag sollte man sich besser fühlen als vorher, keinesfalls schlechter, sonst stimmt etwas nicht.

Darüber hinaus wird es beim Yoga-Üben immer wieder Situationen geben, die uns auch vom Körpergefühl her an Grenzen zu führen scheinen. Ob es sich hierbei tatsächlich um Schmerzen handelt, ist vielleicht eine Frage der Definition, um so mehr, als das Empfinden von Schmerz sehr stark mit unserer Einstellung zusammenhängt. Wenn wir in diesem Grenzbereich üben, können wir die meisten Erfahrungen zum Schmerzempfinden machen.

Unsere Wahrnehmung wird von einem ständigen (meist unbewußt mitlaufenden) Prozeß des Bewertens begleitet. Was immer in der Wahrnehmung auftaucht, bekommt also ein Etikett: „angenehm", „unangenehm" oder „neutral". Dieses „Etikett" bestimmt unsere Reaktion auf die Wahrnehmung.

Eine der wirkungsvollsten Anleitungen, die Ihnen hilft, diesen Zusammenhang zu erfahren, ist die folgende:

Wiederholen Sie eine (beliebigen) Übung, die Sie an ihre Schmerzgrenze gebracht hat, und versuchen Sie diesmal, dabei zu unterscheiden: Was ist das reine Gefühl des Körpers, das durch diese (z. B.) Dehnung ausgelöst wird? Schauen Sie dieses Gefühl so aufmerksam und interessiert wie möglich an, mit dem neugierigen, objektiven Interesse eines Forschers. Achten Sie dabei darauf, wie Sie auf dieses Gefühl reagieren: Das ist eine Emotion, die Sie selbst dem Gefühl hinzufügen. Versuchen Sie, beides, das Gefühl und Ihre Reaktion, auseinanderzuhalten.

Eine Kurzform kann auch lauten: Schauen Sie auf das Gefühl der Dehnung, und versuchen Sie, es nicht persönlich zu nehmen. Es ist nichts weiter als die ganz normale Reaktion Ihres (z. B.) Beines auf diese Dehnung.

Die Wirkung dieser Anleitung ist verblüffend. Nicht nur gelingt es vielen Übenden, diesen Mechanismus der Bewertung zu durchschauen, sondern oft nimmt das Körpergefühl eine andere Qualität an, und die Übung gelingt besser als je zu vor.

In diesem Zusammenhang steht auch, daß Angst und Verspannung Einstellungen sind, die körperliche Schmerzen außerordentlich unterstützen und in Gang halten, wenn nicht sogar provozieren. Gelingt es, diesen Kreislauf zu unterbrechen, so verändert der Schmerz oft seine Qualität und wird zu einem Körpergefühl, mit dem man umgehen kann.

Sagen Sie sich in einem solchen Moment: Dies ist

ein außerordentlich intensives Gefühl, aber es wird sicher nicht stärker (schlimmer) werden. Versuchen Sie gleichzeitig, sich zu lösen, und achten Sie darauf, Ihren Atem nicht einzuschränken. (Manchmal wird empfohlen, in den Schmerz hineinzuatmen. Ich denke, das ist vielleicht bei sehr starken Schmerzen eine Hilfe, im Zusammenhang mit unseren Übungen aber nicht nötig. Wie ich später noch ausführen möchte, versuchen wir, mit dem Atem möglichst natürlich umzugehen, wir atmen also nicht „extra".)

In dem Moment, wo Ihnen klar wird, daß sich das Gefühl jetzt sicher nicht mehr steigern wird, wächst der Mut, einmal genau hinzuschauen, und Sie können sich entspannen. Der Kreislauf von Angst und Schmerz wird unterbrochen.

Bei diesen Erfahrungen betäuben wir uns nicht, machen uns nicht dumpf oder lenken uns ab, sondern schauen das Gefühl klar und gleichmütig an, mit dem Interesse eines neugierigen Kindes, achten dabei aber auf unsere eigene Reaktion, also darauf, die Situation nicht auf uns zu beziehen.

Folgende Sichtweise im Umgang mit Schmerz aus dem Zen-Buddhismus mag den Zusammenhang noch weiter erläutern:

Der Schmerz von eben ist schon vorbei, warum also sollte ich ihn empfinden; der zukünftige Schmerz ist noch nicht da, wie sollte er mich erreichen; der Schmerz des Augenblicks ist so unendlich kurz – wie könnte er mich betreffen. Da bleibt nichts, wovor es sich zu fürchten lohnte.

Ich selbst nutze gern die Sitzungen beim Zahnarzt, um in der hier beschriebenen Weise mit dem Schmerz zu arbeiten. Oft könnten wir einen gegenwärtigen Schmerz sehr gut ertragen, aber aus Angst vor dem allernächsten Moment, davor, daß der Schmerz plötzlich noch stärker werden könnte, verspannen wir uns. Diese Verspannung wiederum verstärkt das Schmerzempfinden ganz erheblich. Das gleiche geschieht auch, wenn wir am gerade vergangenen Moment anhaften: Es entsteht der Eindruck, als würden die Schmerzen sich „addieren" und somit immer stärker werden. Es geht also vor allem darum, den gegenwärtigen Moment anzunehmen, den bestehenden Schmerz als ein ganz gewöhnliches Phänomen zu betrachten. Ich nenne dies meine „Zahnarztmeditation" und lege sie auch all meinen Schülern nahe.

Um noch einmal auf die Übungsweise zurückzukommen und um möglichen Mißverständnissen vorzubeugen: Der hier geübte Umgang mit Schmerzen besteht nicht darin, sich selbst dahingehend zu beeinflussen, immer mehr Schmerzen auszuhalten. Stattdessen geht es darum, mit der Einstellung, die wir diesem Gefühl gegenüber entwickeln, zu arbeiten. Wenn Sie damit weiterkommen, ist es immer auch so, daß dieser Schmerz seine Qualität ändert, sich zumindest als Schmerz auflöst und zu etwas anderem wird. Es kann zum Beispiel sein, daß man Wärme wahrnimmt und spürt, wie die Energie in die betreffenden Körperpartien einströmt. Es kann auch sein, daß sich weitere Spannungen lösen und ein Gefühl von Gelassenheit in der Situation entsteht.

Wenn es gelingt, auf diese Weise ohne Bewertung mit den eigenen Empfindungen umzugehen, so haben wir damit eine Methode, die eigenen Grenzen, seien sie körperlich oder psychisch, langsam auszu-

weiten. Dabei spielt immer auch die jeweilige Befindlichkeit eine Rolle: Was gestern leicht war, muß
heute nicht unbedingt gelingen. Gerade unsere Emp-
findlichkeit dem Schmerz gegenüber hängt eng mit
unserem augenblicklichen Befinden zusammen.

Atem

Auf der Ebene des Körpers haben wir gesehen, wie unbefriedigend unser Normalzustand ist, aber auch, wie schnell wir durch Lösung von Spannungen zu einem positiven Zustand kommen können und wie sich unsere Beweglichkeit dann immer mehr steigert. Es geht darum, ein Bewußtsein für unseren Körper und seine Bewegungen zu entwickeln und ein besseres Gefühl für unseren Zustand und das, was uns gut tut, zu bekommen.

Im Yoga können wir zahllose angenehme Erfahrungen machen. Dabei können sich zeitweilig „Yogawelt" und „Alltagswelt" stark polarisieren. Daher geht es darum, die Yogaerfahrungen in unseren Alltag zu integrieren.

Wenn wir uns im folgenden der Ebene des Atems zuwenden, so werden wir uns auf einen Teil der bisher angesprochenen Erfahrungen beziehen und diese im Zusammenhang mit dem Atem vertiefen. Wir werden den Atem als Mittler zwischen Körper und Geist erkennen und damit auch die Wechselwirkungen zwischen den drei Ebenen von Körper, Atem und Geist verstehen können. Dabei wird deutlich werden, daß jede körperliche Fehlspannung sich auch in einer Störung des natürlichen Atems ausdrückt und umgekehrt auch die Lösung körperlicher Spannungen den Atem befreit. Weiter werden wir uns mit dem Einfluß des Willens auf den Atem beschäftigen und dabei auch erkennen, wie wichtig der oben geschilderte richtige Gebrauch des Willens auch für eine ungestörte Entfaltung des natürlichen Atems ist. Damit verbunden ist eine Einschätzung der sogenannten „Atemübungen", bei denen der Atem willentlich und gezielt gelenkt wird, und schließlich werde ich zeigen, wie all diese Erkenntnisse und Zusammenhänge sich auf die Yogapraxis und den Umgang mit dem Atem auswirken.

Atem ist Leben

Atem ist Leben – bedeutet also besser zu atmen auch besser zu leben? Mit der ersten Aussage werden wir uns sehr schnell einverstanden erklären können: Von der Geburt, der ersten Minute in diesem Leben, bis zu unserer letzten Minute, dem Tod, begleitet uns ständig der Atem. Wir können Tage ohne Wasser, Wochen ohne Nahrung existieren, aber kaum mehr als drei Minuten, ohne zu atmen. Zwischen Leben und Tod liegt nur ein Atemzug: Wenn wir ausatmen und nicht mehr einatmen, ist dieses Leben zu Ende.

Der Atem ist also immer da, wir nehmen ihn als selbstverständlich und daher auch nicht so wichtig. Oft werden wir uns des Atems erst unter extremen Bedingungen bewußt, etwa, wenn ein Schnupfen unsere Nase verstopft hat oder wenn uns beim Eintritt in einen Raum allzu schlechte Luft entgegenschlägt. Aber selbst daran gewöhnen wir uns rasch.

Vom Standpunkt der Yogapraxis gesehen, ändert sich der Blickwinkel: Der Atem ist hier der Träger der Lebensenergie und damit von ganz zentraler Bedeutung. Nach dem Menschenbild des Yoga kommt diese Energie durch den Atem in den Körper, wo sie sich in vielen feinstofflichen Kanälen bewegt und damit die vitalen Funktionen des Körpers steuert. So bedeutet das Sanskrit-Wort Prana sowohl Atem als auch (Lebens-) Energie, das entsprechende tibetische Wort lung (deutsch etwa „Wind") ist ein Synonym für (Lebens-) Energie und Bewegung. Dieses Lung, dieser „Wind", drückt sich aus im Atem, in den äußeren (muskulären) Bewegungen des Körpers, den Bewegungen des Blutkreislaufs und der Organe, aber auch in den Regungen des Geistes, den Gedanken, Wahrnehmungen und Empfindungen. Allegorisch bezeichnet die tibetische Medizin jeden der „Winde" des Körpers auch als das „Reittier des Bewußtseins". Diese anschauliche Formulierung weist auf das Zusammenspiel zwischen Körper und Geist hin. Wir sehen in diesem Bild die Grundlage unserer Yogapraxis ausgedrückt, da es erklärt, warum wir durch die in erster Linie körperlichen Übungen des Hatha-Yoga einen Einfluß auf unser Bewußtsein und viele seiner Funktionen erfahren. Durch die gezielten Bewegungen in den verschiedenen Yoga-Übungen wirken wir direkt auf die Winde ein, denn diese sind ja ihrer Natur nach Bewegungsenergie. Gleichzeitig beeinflussen wir die feinstofflichen Kanäle im Körper. Als Folge davon können die Winde, die Lebensenergie, besser fließen. Da diese Winde (als Reittiere des Bewußtseins) auch Funktionen wie das Konzentrationsvermögen, das Gedächtnis oder auch die Sinneswahrnehmungen steuern, wirken sich die körperlichen Übungen auch auf den Geist aus. Das verbindende Glied zwischen beiden ist also der Atem als eine alles durchdringende und tragende Energie. (Auch wir kennen ja den Begriff des Lebensatems, des „Odems", der den Lebewesen im Schöpfungsakt „eingehaucht" wurde.)

Ohne längere eigene Erfahrungen mit der Praxis von Yoga mag uns die in allen yogischen Texten vorgenommene Gleichsetzung des Atems mit der Lebensenergie vielleicht insoweit einleuchten, als sie die Wichtigkeit des Atems unterstreicht, darüber hinaus bleibt es aber ein schwer nachvollziehbares Konzept. So war es auch für mich lange Zeit eine Aussage, die ich mit der Praxis des Yoga übernommen habe, eine Art Glaubenssatz: Atem ist Lebensenergie. Beschäftigen wir uns aber näher mit dem komplexen Geschehen, welches wir Atmen nennen, so erkennen wir, daß dieser Prozeß weit über das „Luftholen" hinausgeht. Auch kann das Wissen um die beim Atmen ablaufenden physiologischen Prozesse, sozusagen aus „westlicher Sicht", sehr dabei helfen, die Erfahrungen der Yogapraxis besser zu verstehen. Verbunden mit dem ganzheitlichen Blickwinkel des Yoga zeigt sich darin, welch durchdringende Intelligenz sich im natürlichen Atemgeschehen ausdrückt. Aus diesem Grund werde ich also im folgenden immer wieder einige physiologische Zusammenhänge der Atmung mit einfließen lassen, und ich hoffe, daß sich damit ein wenig von meiner staunenden Bewunderung für die unser Leben erhaltenden Kräfte mitteilt. Es wäre schön, wenn dadurch die Einsicht entstehen würde, unter welchen Umständen besser atmen auch besser leben bedeutet. Oder ist es nicht auch umgekehrt? Sind nicht viele

Lebensumstände unserer „atemlosen" Zeit daran beteiligt, uns den Atem zu nehmen oder uns über Gebühr „in Atem zu halten"? So kann besser leben auch bedeuten, wieder zu Atem zu kommen.

„Normale" Fehlatmung

Wer einmal erfahren hat, in welch feiner und subtiler Weise der Atem auf Körper und Geist reagiert, der wird nicht überrascht sein, daß Atemstörungen unter allen Reaktionen auf vermehrte Belastungen wie Unsicherheit, Streß und andere Folgen unserer immer einseitigeren Lebensweise an erster Stelle stehen. Bereits in den sechziger Jahren zeigten beobachtende Untersuchungen an Grundschülern der ersten bis vierten Klasse, in welch erschreckendem Maß schon junge Menschen in ihrer Atmung beeinträchtigt sind. Die Einschränkung des natürlichen Bewegungsdrangs, schlechte Sitzhaltungen und Leistungsdruck, aber auch psychische Belastungen aus familiären Situationen zeigen ihre Auswirkungen im Atem. Ehrgeiz und Streß beherrschen auch die Fächer wie Sport oder Turnen, in denen, spielerisch und frei betrieben, es möglich wäre, körperlich wie geistig bedingter Spannungen zu lösen. Stattdessen wird auch hier im Streben nach guten Leistungen um Atem gerungen und der Atem durch den Gebrauch des Willens aus seinem natürlichen Zusammenhang gerissen. Dort, wo die natürlichen Atemimpulse nicht mehr kräftig genug sind, übernimmt der Wille die Steuerung der Atembewegung. Es entstehen Atemmuster, die schließlich zu Gewohnheiten werden und die dann pseudonatürlich, wie von selbst, ablaufen.

Aus meiner Erfahrung in der Yogapraxis mit Erwachsenen muß ich feststellen, daß ein freier und ungestörter Atem äußerst selten geworden ist. Auch dort, wo in Ruhelage noch der Eindruck eines ruhigen, ausgeglichenen Atems entsteht, erlebe ich oft eine drastische Veränderung, sobald die ersten Anforderungen auftauchen. Wie rasch und unbemerkt wandern da die Schultern (und der Atem) nach oben, wird die Luft angehalten, hörbar eingesaugt oder mit hochrotem Kopf herausgepreßt. Der natürliche Zusammenhang zwischen Atem und Bewegung scheint allenthalben verlorengegangen zu sein, und bis zu einem gewissen Maße müssen wir bei diesen Atemstörungen fast von einer „normalen" Atmung sprechen, genauer gesagt: „normal, aber nicht natürlich".

Zwei Merkmale sind allen diesen Atemstörungen gemeinsam: Einerseits arbeiten die Atemmuskeln ungleichmäßig, andererseits ist auch die unwillkürliche Steuerung der Atmung und damit ihre spontane Anpassung an die Bewegung gestört: Der Wille ist an die Stelle der unwillkürlichen Impulse getreten.

Schon einmal in diesem Buch, auf der Ebene des Körpers, ging es uns um den richtigen Gebrauch des Willens. Wir haben dort gesehen, daß sein einseitiger Gebrauch beim Üben nicht unsere Beweglichkeit und Gelassenheit fördert, sondern eher zu Starrheit und Verspannungen führt. Beim Atem ist dieser Einfluß noch viel stärker: Schon die einfache Aufforderung, einmal auf den Atem zu achten, führt bei den meisten Menschen zunächst dazu, die Brust aufzublähen, die Schultern zu heben und oft auch den

Bauch einzuziehen. Auch nach längerer Yogapraxis und einem Verständnis für den „richtigen" Atem bleibt noch lange die Tendenz, die Atmung mehr oder weniger subtil zu manipulieren.

Geht bei unwillkürlicher Atmung die Steuerung der Einatmung vom Zwerchfell aus, wobei dieses innerhalb der Atembewegung wie ein Dirigent in einem Orchester wirkt, so reißen bei der willentlich gesteuerten Atmung die Einatemmuskeln des Brustkorbs die Herrschaft an sich. Der Klang des Atemorchesters wird dissonant, das Zusammenspiel der Muskeln gestört.

Diese Störung der natürlichen Atemsteuerung kann manchmal so weit gehen, daß die Atemmuskeln sogar gegeneinander arbeiten oder daß Muskeln zur Atmung herangezogen werden, die eigentlich der Bewegung (des Kopfes oder der Arme) oder dem Sprechen dienen. Geschieht dieses gewohnheitsmäßig, so ist das eine ernst zu nehmende Atemstörung, die den Fluß unserer Lebensenergien nachhaltig stört und dann oft auch zu weitergehenden Erkrankungen führt.

Auf Grund der Wechselwirkungen zwischen Körper, Atem und Geist sind Einschränkungen des natürlichen Atems immer auch mit Fehlspannungen verbunden, die sich auf verschiedenen Ebenen manifestieren können. Werden diese Spannungen nicht gelöst, sondern durch ein willensmäßiges Training des Atems sozusagen überlagert, so haben sie die Tendenz, auf tiefere Daseinsebenen auszuweichen. Aus körperlichen Fehlspannungen der Muskulatur können auf diese Weise nervöse Spannungen in den Organen oder auch psychische Störungen erwachsen.

Atemübungen, die nicht den natürlichen Atem befreien, sondern im Einüben bestimmter Atemmuster bestehen (und seien diese auch noch so „vollständig"), sind also nur ein äußerlicher Erfolg und bringen unsere Lebensenergien oft noch nachhaltiger durcheinander. Durch das Üben von Flanken-, Bauch-, Brust- und anderen Teilatmungen kommen wir nicht zu einer natürlichen Atmung zurück – ebenso könnten wir versuchen, aus Eipulver, Kalk und Wasser ein Hühnerei herzustellen.

In einem besonderen Zweig des Yoga, dem sogenannten Pranayama, werden Atemübungen überliefert, mit denen der erfahrene Yogi durch willentliche Steuerung und auch durch periodisches Anhalten des Atemstroms einen sehr weitgehenden Einfluß auf das „Prana", die Lebensenergie, ausüben kann. Richtig vorbereitet und auf der Grundlage eines stabilen natürlichen Atems ausgeführt, fördern diese Übungen körperliche Gesundheit und geistige Klarheit. Andererseits können die Lebensenergien durch diese stark eingreifenden Atemübungen auch sehr schwer gestört werden, wobei unter Umständen bleibende Schäden entstehen.

Aus Erfahrung müssen wir davon ausgehen, daß in unserer gegenwärtigen Kultur nur sehr wenig Menschen über einen ungestörten, natürlichen Atem verfügen. Wo aber der Einfluß des Willens auf die unwillkürliche Atmung zum Problem geworden ist, können wir durch willentliches Atmen keine Lösung erreichen, sondern werden damit die natürlichen Abläufe nur noch mehr durcheinander bringen. Bevor wir also auch nur daran denken können, willentlich mit dem Atem und damit auch mit unseren Lebensenergien zu arbeiten, geht es erst und vor allem einmal darum, den natürlichen Atem wieder zu finden und zu stabilisieren.

Die innere Atmung

Normalerweise gehen wir davon aus, daß das Ziel der Atmung darin besteht, die Lungen mit frischer Luft zu füllen und die verbrauchte Luft auszuatmen. Das ist zwar richtig, aber noch längst nicht alles. Denn Atmen ist weitaus mehr als „Luft holen". Wechseln wir einmal den Blickwinkel und betrachten den Atem von seinem eigentlichen Ziel her, so erscheint die Atembewegung mehr wie eine „Hilfsfunktion" der eigentlichen Atmung.

Physiologisch gesehen, ist dieses Ziel der Atmung das, was wir innere- oder Zellatmung nennen. Dieser Begriff bezieht sich auf den Prozeß des Stoffwechsels in jeder Zelle des Körpers, bei dem die Zelle Sauerstoff aus dem Blut aufnimmt und mit dessen Hilfe sie die ebenfalls aus dem Blut aufgenommenen Nährstoffe in einem „Verbrennungsprozeß" umwandelt. Vergleichbar einem kleinen Ofen entsteht dabei Energie und als „Abgas" Kohlendioxid (CO_2). Dieses CO_2 wird wiederum an das Blut abgegeben und zusammen mit anderen im Körper entstandenen Gasen über die Lungen ausgeschieden, der Körper dabei gewissermaßen entgiftet.

Diesen Prozeß der Aufnahme von Sauerstoff und Abgabe von Kohlendioxid zwischen den Zellen des Körpers und dem Blut nennt man Zellatmung. Sie ist das eigentliche Ziel unserer körperlichen Atmung.

Damit diese Zellatmung geschehen kann, bedarf es zweier „Hilfsfunktionen": einerseits des Gasaustausches zwischen Atemluft und Blut, der in der Lunge stattfindet, sowie andererseits der äußeren Atmung, dem Füllen und Leeren der Lunge mit Atemluft. Gewöhnlich ist es nur dieser zuletzt genannte Vorgang, den wir als unsere Atmung empfinden und so bezeichnen. Entscheidend für die Qualität des Atems aber ist letztlich, wie gut oder schlecht die Versorgung jeder einzelnen Zelle des Körpers abläuft. Wir sehen also, daß gutes Atmen nicht allein von der Luftmenge bestimmt wird, die wir in unsere Lungen „hineinpumpen", sondern von der Qualität der Atmung. Diese äußert sich in einem feinen Zusammenspiel von Atembewegung, Blutkreislauf und Gefäßspannung. Erst wenn wir die Bedeutung der inneren Atmung im Blick behalten, können wir die Maßnahmen, die zu einer Verbesserung des Atems führen sollen, richtig bewerten. Was nützt es zum Beispiel, wenn wir die Lungen mit möglichst viel Luft füllen und dabei gleichzeitig durch Verspannung von Muskulatur und Gewebe das Fließen des Blutes behindern? Oder wenn wir durch Pressen des Atems Druck auf unser Herz ausüben? Schauen wir uns nun die Voraussetzung der Inneren- oder Zellatmung etwas genauer an.

Die äußere Atmung

Die erste „Hilfsfunktion" dieser Zellatmung besteht im Gasaustausch in der Lunge. Auf der großen Oberfläche der vielen kleinen luftgefüllten Lungenbläschen (die etwa der Fläche eines halben Fußballfeldes entspricht) und der sie umschließenden mikroskopisch feinen Äderchen entsteht ein fast unmittelbarer Kontakt des Blutes zur eingeatmeten Luft. Während der Atembewegung und bedingt durch die Bewegung des Blutkreislaufs fließen auf dieser Fläche die Luft und das Blut aneinander vorbei, was die tatsächlich wirksame Oberfläche noch vergrößert. Dabei wird durch vielfältige physikalische und chemische Prozesse das im Blut gebundene CO_2 an die Luft abgegeben und neuer Sauerstoff aus der Atemluft vom Blut aufgenommen. Wie gut oder vollständig dieser Vorgang abläuft, ist unter anderem abhängig von der Zeit, die dafür zur Verfügung steht, von der Größe der wirksamen Kontaktfläche (also wie vollständig die Einatmung ist) sowie besonders von den sehr subtilen Druckverhältnissen zwischen Atemluft und Blut.

Dies alles wird wiederum zum großen Teil bestimmt von der zweiten „Hilfsfunktion" der Zellatmung, der äußeren Atmung: Unvollständige oder einseitige Füllung der Lungen vermindert die Kontaktfläche zum Blut, hastiger oder gepreßter Atem stört den Gasaustausch ebenso wie ungenügende Ausatmung.

Mit einem tieferen Verständnis für das eigentliche Ziel der Atmung sind wir jetzt also wieder bei der Atembewegung angelangt. Sie ist uns von allen mit dem Atem verbundenen Vorgängen am meisten zugänglich, und über sie nehmen wir am stärksten Einfluß auf den Atem. Das kann einerseits willentlich geschehen, indem wir den Atem lenken, andererseits dadurch, daß wir den Atemstrom beobachten und schließlich indirekt, durch die unterschiedlichsten Bewegungen des Körpers. Gerade sie beeinflussen den Atem ständig. Wir werden später sehen, in welcher Weise wir im Yoga diese Möglichkeiten positiv nutzen können.

Es ist bisher deutlich geworden, daß die Wirkung der Atmung aufs engste mit dem Kreislauf verknüpft ist. In diesem Zusammenhang ist es geradezu wunderbar, daß die Atembewegung nicht nur den Luftaustausch der Lunge bewirkt, sondern in mehrfacher Hinsicht das Herz, den Kreislauf und die Durchblutung der Organe unterstützt. Diese Wirkung ist vorwiegend durch die Bewegung des Zwerchfells gegeben.

Atembewegung und Kreislauf

Der Hauptatemmuskel und einer der stärksten Muskeln des Körpers überhaupt ist das Zwerchfell: Es trennt den Bauchraum vom Brustraum und wölbt sich wie eine Kuppel in diesen hinein. Die seitlichen Muskelfasern dieser Kuppel setzen unten am Brustbein und rings um den Rumpf am unteren Rippenrand an. Sie sind also seitlich (über den Flanken) und seitlich-hinten (über der Lende) deutlich länger als vorn, da dort die Rippen weiter hinunter reichen. So können sie auch im seitlichen und hinteren Bereich des Rumpfes ihre stärkste Kraft entfalten. Man kann sich diese Verhältnisse einfach bewußt machen, indem man einmal den eigenen Rippenrand entlangtastet.

Die obere Fläche der Kuppel reicht in ausgeatmetem Zustand so weit in den Brustraum hinein, daß

79

das Herz darauf ruht. Bei der Einatmung ziehen sich die senkrecht verlaufenden Muskelfasern zusammen und flachen damit die Kuppel des Zwerchfells ab. Das Zwerchfell zieht sich nun nach unten aus dem Brustraum zurück, wodurch ein Unterdruck im Brustraum entsteht. In diesen Unterdruck strömt nun wiederum die Außenluft ein und füllt dabei die Lunge. (Ähnlich wie wenn der Kolben aus einer Spritze zurückgezogen wird und durch den entstandenen Unterdruck ein äußeres Medium einströmen kann.) Bei seiner Abwärtsbewegung verdrängt das Zwerchfell die Bauchorgane, wobei im Idealfall die gesamte Rumpfmuskulatur nachgibt und sich Bauch, Flanken und Lendenbereich leicht weiten (vollständige Zwerchfellatmung). Wölbt sich in der Einatmung nur der Bauch stark nach außen, so zeigt das, daß Flanken und Lenden verspannt bleiben und die vorderen Anteile des Zwerchfells mehr arbeiten als die seitlichen und hinteren, die eigentlich kräftigsten Anteile also eingeschränkt werden (einseitige Bauchatmung).

In der Ausatmung löst sich das Zwerchfell und steigt wieder nach oben, wobei Bauchmuskeln und Rumpfmuskulatur durch elastisches Zusammenziehen nachhelfen. Der Sog auf die Lunge läßt nach, so daß auch sie sich, gegeben durch die Elastizität ihres Gewebes, zusammenzieht und so die mit CO_2 angereicherte Luft ausgeatmet wird.

Diese rhythmischen Bewegungen des Zwerchfells bewirken aber nicht nur, daß wir „genügend Luft bekommen", sondern unterstützen auch die Funktion unserer Organe und in mehrfacher Weise den Kreislauf. Bei vollständiger Zwerchfellatmung werden die

Bauchorgane durch das Heruntertreten des Zwerch-fells ständig massiert, belebt und in ihrer Durchblu-tung und Funktion unterstützt. Als Folge einer durch die Yogapraxis verbesserten Zwerchfellatmung erle-ben wir zum Beispiel immer wieder, daß Verdau-ungsstörungen und auch Menstruationsprobleme verschwinden. Entsprechend sind viele Yogalehrer und Atemtherapeuten der Ansicht, daß die ersten Ur-sachen für organische Beschwerden sehr häufig in ei-ner mangelhaften Atmung zu sehen sind.

Eine weitere Unterstützung des Kreislaufs ergibt sich aus dem schon erwähnten Unterdruck, der durch das Zurücktreten des Zwerchfells aus dem Brustkorb entsteht. Dort befinden sich außer der Lunge auch die großen Venen, die das aus den Orga-nen und Gliedmaßen zurückströmende verbrauchte Blut dem Herzen wieder zuführen, damit es von dort durch die Lunge gepumpt wird und sich wieder er-neuern kann. Durch den Unterdruck dehnen sich auch diese Venen bei jeder Einatmung vermehrt aus, so daß das zurückströmende Blut quasi angesaugt wird. Diese Unterstützung ist deshalb so bedeu-tungsvoll, da der Blutdruck in den großen Beinvenen nur noch sehr schwach ist. (Vom anfänglichen Wert 120 in den Schlagadern bleibt nur noch ein Druck von etwa 20 beim Rückfluß aus den Beinvenen.)

Ebenso erfährt das Herz selbst eine direkte Unter-stützung durch die Bewegung des Zwerchfells, da es ja auf diesem ruht und in jeder Einatmung mit in die Länge gedehnt wird, der Herzmuskel sich also besser entspannt und dabei vermehrt Blut zum Herzen strömt. Da in der Regel auf einen Atemzug vier Herz-schläge kommen, wird das Herz also bei jedem vierten Schlag besonders unterstützt. Dies unterstreicht die hervorragende Bedeutung des Zwerchfells als unseres wichtigsten Atemmuskels.

Zwerchfell- und Brustatmung

Verläuft die Atmung ungestört und natürlich, so wirken gemeinsam mit dem Zwerchfell und gewissermaßen unter seiner „Regie" eine Reihe von Einatemmuskeln direkt auf den Brustkorb ein. Im Prinzip besteht deren Wirkung darin, die Rippen anzuheben. Dies führt wegen der besonderen Anordnung der Rippengelenke zu einer Spreizung und Hebung des Brustkorbs und damit zur Vergrößerung seines Volumens. Hierbei werden vor allem die mittleren und oberen Partien der Lunge belüftet. Bei ruhiger Atmung hat das Zwerchfell mit ca. 60 % den größten Anteil am Volumen der ausgetauschten Luft.

Bei natürlicher Atmung werden die Atemmuskeln des Brustkorbs gemeinsam mit dem Zwerchfell aktiviert, ohne daß der Mensch sie willentlich betätigen muß: Sie werden unwillkürlich gesteuert. Anders als das Zwerchfell können wir diese Muskeln aber auch willentlich bewegen und so das Zusammenspiel aller Atemmuskeln verändern. Tritt die Aktivität des Zwerchfells stärker hinter der der anderen Einatemmuskeln zurück, so spricht man von Brustatmung. Dabei tritt der Wille an die Stelle der unwillkürlichen Steuerung der Atembewegung: Einseitige Brustatmung ist also Ausdruck von Willensatmung. Nach dem, was wir über das Zusammenspiel von Zwerchfellbewegung, Organtätigkeit und Blutkreislauf erfahren haben, ist deutlich, warum eine einseitige Brustatmung sehr ungenügend ist.

Im Bestreben, die Rolle des Zwerchfells stärker in den Blick zu bringen, wird dann oft die Bauchatmung als die bessere Atmung dargestellt und auch eingeübt. Von einer *vollständigen* Zwerchfellatmung sprechen wir allerdings erst dann, wenn auch Flanken und unterer Rücken an der Atembewegung teilhaben.

Eine Bauchatmung, bei der die erschlafften Bauchmuskeln dem herabdrängenden Zwerchfell einseitig nachgeben, wobei bei eingefallenen Flanken und erstarrtem unteren Rücken die hinteren Zwerchfellabschnitte nicht mitarbeiten, ist natürlich ebenso sehr eine Fehlatmung wie die einseitige Betonung der Brustatmung.

Sicher ist eine möglichst gleichmäßige Füllung der Lungen (und damit eine große wirksame Fläche für den Gasaustausch) eine Voraussetzung dafür, daß unser Blut gut mit Sauerstoff versorgt wird, aber das allein reicht für eine gute Atmung noch nicht aus. Erst das feine Zusammenspiel zwischen der Atembewegung, den Druckverhältnissen in der Lunge, dem Kreislauf und dem Spannungszustand der Organe und des Gewebes, entscheiden darüber, wann „besser atmen" auch „besser leben" bedeutet. Deshalb ist es uns im Yoga stets wichtig, den Atem in einem ganzheitlichen Zusammenhang zu sehen.

Der natürliche Atem und die Atemruhe

Als unseren Atem erleben wir vor allem die Atembewegung. Betrachten wir die Bewegung des natürlichen Atems, so bildet das Wechselspiel von Ein- und Ausatmung ein rhythmisches Geschehen, das man mit dem Bild der ewig wiederkehrenden Wellen am Meeresufer vergleichen kann. Die natürlicherweise auf die Ausatmung folgende kurze Atemstille gibt diesem Rhythmus sein zyklisches Gepräge. Die Wellen rollen auf den Strand, fließen zurück ins Meer und scheinen sich dann erst einmal zu sammeln, bis der nächste Zyklus beginnt. Es ist dies ein sehr lebendiger, sich ständig verändernder Rhythmus, bei dem die aufeinander folgenden Atemzüge stets ähnlich, aber nie genau gleich sind.

Der Rhythmus des natürlichen Atems ist also dreigliedrig: Ein Atemzyklus beginnt mit der Einatmung, die ohne Unterbrechung, in einer Art fließender Umkehr, in die Ausatmung übergeht. Nach der Ausatmung entsteht ganz natürlich eine Pause, ein Moment der Atemruhe. Wie wir noch sehen werden, ist dieser Moment der Atemruhe von ganz zentraler Bedeutung. Dort, wo er fehlt, bekommt der Atem etwas Getriebenes: Der Mensch ruht nicht mehr in seinem Atem. Es ist dies eine wunderbare Nachricht: In all der lebensbegleitenden, ständigen Aktivität unseres Atems gibt es immer wieder Momente natürlicher Ruhe! Nur in dieser Pause nach der Ausatmung sind alle Atemmuskeln völlig gelöst und auch das Atemzentrum ruht so lange, bis der Zustand von Blut und Gewebe eine neue Einatmung erforderlich macht. In der Yogapraxis wie in der Meditation läßt sich in den Phasen der Atemruhe tiefste körperliche und geistige Stille erfahren und mit unserer eigentlichen Natur in Berührung kommen. Zu den schönsten und auf einfache Art auch sehr ergreifenden Erlebnissen beim Yoga gehört immer wieder die Erfahrung vollständigen Gelöstseins, die verbunden ist mit einer ruhigen und tiefen Atmung. Gezielt vorbereitende Körperübungen, unterstützt durch besondere Handgriffe eines Partners, können zu einem solchen Zustand verhelfen. Es ist dabei keine Seltenheit, daß ich Menschen begleite, die dann längere Zeit in einem Rhythmus von nur noch 1–2 Atemzügen pro Minute atmen. Die ist deshalb so bemerkenswert, weil man im allgemeinen davon ausgeht, daß die normale Atemfrequenz in Ruhelage 8–12 Atemzüge pro Minute beträgt. Unter anderen Umständen wäre ein Absinken sehr weit unter diesen Wert ein alarmierendes Zeichen. Gut vorbereitet und eingebettet in eine achtsame Yogapraxis aber kann es eine sehr wertvolle Erfahrung bedeuten. Die Übenden kommen aus solchen Phasen stets sehr erfrischt und oft bis tief in die Seele berührt zurück. Selbst beim bloßen Miterleben dieses extrem ruhigen Atems fühlt man sich sehr tief angerührt und bewegt. In diesem Erlebnis drückt sich eine ganz wesentliche Eigenschaft des Atems aus: obwohl scheinbar ein rein körperlicher Vorgang, zeigt er doch tiefe Auswirkungen auf den Geist, der ruhig und klar geworden ist.

Mittler zwischen Körper und Geist

Was den Atem so bedeutsam macht, ist seine Zwischenstellung zwischen Körper und Geist. Einerseits ist er eine Funktion, die vollkommen autonom abläuft, andererseits läßt er sich aber auch willentlich steuern und beeinflussen. Es gibt so viele Wechselwirkungen zwischen Körper, Atem und Geist, daß man sagen kann, daß es im menschlichen Leben keine (körperliche oder geistige) Bewegung gibt, die nicht auch den Atem beträfe.

Physisch besteht, wie wir gesehen haben, ein enges Zusammenspiel von Atembewegung, Kreislauf und Organen. Am augenfälligsten aber erleben wir die Wechselwirkung zwischen Körper und Atem in der Haltung: Eine Fehlhaltung geht immer mit einer Beeinträchtigung des Atems einher, eingeschränkte Atmung zieht einen Verfall der Haltung nach sich. Vor allem bei einseitigen Haltungsfehlern kann diese Wechselwirkung sich regelrecht zu einem negativen Kreislauf hochschaukeln. Glücklicherweise wirkt dieser Zusammenhang auch zum Guten: Wird die Haltung besser, befreien wir den Atem, andererseits wirkt sich auch jede Verbesserung des Atems auf die Körperhaltung aus.

Bei natürlicher Atmung wird ein gesunder Körper mehr von der Atemspannung getragen als von der Muskulatur oder dem Skelett. Erst wo diese fehlt, muß die Skelettmuskulatur unnötig viel arbeiten, die Haltung wird starr und verliert ihre natürliche Lebendigkeit und Gelöstheit. Diese Atemspannung entsteht durch den natürlichen Atem: durch ein ständiges Zusammenspiel aller Atemmuskeln sowohl in der Ein- als auch in der Ausatemphase. Während der Einatmung werden die Ausatemmuskeln gedehnt und setzen dabei den Einatemmuskeln einen gewissen Widerstand entgegen. Umgekehrt „bremsen" auch die Einatemmuskeln den Vorgang der Ausatmung. Da die gegenläufigen Muskelgruppen nicht erschlaffend nachgeben, sondern stets leicht gegenhalten, bleibt immer ein leichter Gegendruck, eine Art „Polster", welches wir Atemspannung nennen. Diese Atemspannung können wir als einen inneren Halt spüren. Sie trägt wesentlich zu einer gelösten Körperhaltung bei. Diese Erfahrung des „Getragen-seins" drückte eine Teilnehmerin so aus: „Ich habe gespürt, wie die Einatmung meinen Körper aufrichtet und ausfüllt und war sehr überrascht, daß dieser in der Ausatmung nicht wieder zurückgesunken ist, sondern sich weiterhin mit großer Leichtigkeit aufgerichtet hat, ohne daß ich mich darum bemühen mußte. Ja, ich müßte mich geradezu anstrengen, um jetzt krumm zu sitzen."

Wenn die alten Yogalehren also sagen, daß nicht die Knochen und Muskeln unseren Körper tragen, sondern der Atem, die Lebensenergie, so können wir dies auf einfache Weise selbst erfahren. Auch hier läßt sich der Zusammenhang zwischen Atmung und Vitalität erkennen. Bei natürlich gelöstem Körper sind Atem und Bewegung eins. In äußerst feiner Weise reagiert der natürliche Atem auf jede Bewegung, jede Lageveränderung des Körpers und schafft damit stets die Voraussetzung für eine optimale, der jeweiligen Situation angemessenen Versorgung der Muskulatur und Organe. Dabei geschieht diese Anpassung nicht nachträglich, also im Sinne eines „Ersetzens" der verbrauchten Energie, sondern begleitet ständig die Bewegung: Atem *ist* Bewegung.

Durch bestimmte Übungen können wir die Erfahrung vermitteln, daß die Einstellung des Atems oft schon *vor* der eigentlichen Bewegung, also durch psychische Steuerung, geschieht. Schon bei dem Impuls zu einer körperlichen Aktivität (etwa: „jetzt werde ich aufstehen") reagiert die Atmung so, daß in den Muskeln ausreichend Sauerstoff zur Verfügung steht, wenn die Bewegung erfolgt.

Das Zusammenspiel von Atem und Geist zeigt sich auch darin, daß unsere unterschiedlichen Emotionen und Stimmungslagen ihren direkten Ausdruck im Atem finden. So lassen Angst und Depression unseren Atem flach werden, atemlos verfolgen wir ein spannendes Geschehen, voll Anteilnahme atmen wir tief durch, Ärger und Wut lassen unseren Atem gepreßt erscheinen, erleichtert atmen wir auf. In einer ganzen Reihe von Redewendungen, die sich auf Emotionen beziehen, können wir Äußerungen des Atems erkennen: Immer, wenn wir vor Wut schnauben oder platzen, eine Drohung ausstoßen, uns vor Freude die Brust weit wird oder das Herz hüpft, wir mit bebender Brust einem geliebten Menschen entgegeneilen, der Schreck uns den Atem nimmt oder es uns schwer ums Herz wird, erfahren wir auch den Ausdruck unserer Atmung.

Wie zwischen Atem und Körper ist auch hier das Zusammenspiel wechselseitig, der Atem ist also nicht nur Ausdruck unserer Gemütslage, sondern er wirkt auch auf diese zurück. Unwillkürlich machen wir Gebrauch davon, wenn wir „erstmal ruhig durchatmen" oder in sehr konzentrierten Momenten (etwa beim Einfädeln einer Nähnadel) kurz den Atem anhalten. Auch spontane Atemreaktionen wie das „Seufzen" oder ein im normalen Atemstrom plötzlich einsetzendes tiefes Durchatmen wirken nicht nur lösend auf den Körper, sondern erleichtern auch unser Gemüt. Achten wir in Momenten der Angst oder Erregung darauf, daß unser Atem ruhig und gleichmäßig weiterfließt, so wird sich auch der Geist wieder beruhigen und entspannen. Auch bei starken Schmerzen ist es eine große Hilfe, den Atemfluß aufrecht zu halten, gewissermaßen in den Schmerz hineinzuatmen. Körper und Geist lösen sich dadurch, und der Umgang mit den Schmerzen wird leichter. Wenn wir in der Yogapraxis immer wieder üben, den Atemfluß nicht zu unterbrechen, so ist dies sicher eine gute Vorbereitung für einen gelassenen Umgang mit schwierigen Situationen.

Es macht die uns innewohnende Intelligenz aus, daß all diese Zusammenhänge sich dann am besten auf unsere Befindlichkeit und Gesundheit auswirken, wenn der Atem möglichst natürlich und ungestört fließen kann.

Yoga und natürlicher Atem – ein Weg der Praxis

Auf den Atem bezogen, besteht das Ziel unserer Yogapraxis darin, den natürlichen Atem mit seinen heilenden Auswirkungen auf Körper und Geist wieder zu befreien. Bei der Arbeit am natürlichen Atem geht es also nicht darum, etwas Zusätzliches zu machen oder einzuüben, sondern vielmehr darum, Verhaltensweisen oder Gewohnheiten zu unterlassen, die den Atem einschränken. Das mag z. B. ein unwillkürliches Hochziehen der Schultern oder ein Einziehen des Bauches bei der Einatmung sein oder auch die Gewohnheit, bei Anforderungen den Atem anzuhalten.

Da ich besonders dieser zuletzt genannten Gewohnheit immer wieder begegne, möchte ich hier etwas näher darauf eingehen. Während die Atemruhe, die Pause nach der Ausatmung, in der Regel der Ausdruck eines natürlichen, fließenden Atemrhythmus ist, ist das Atemhalten nach der Einatmung fast immer ein willentlicher Eingriff in das natürliche Atemgeschehen. Unwillkürlich entsteht sie nur bei heftigem Erschrecken, oder wenn wir zum Beispiel, angeregt durch ein plötzliches Geräusch, lauschend innehalten.

Es ist auch durchaus sinnvoll, bei kurzfristigen körperlichen Anstrengungen, wie etwa schwerem Stemmen oder Heben, die Atemmuskeln in der Einatemstellung zu arretieren und so gemeinsam mit der Rumpfmuskulatur den ganzen Körpers zu stabilisieren. Dabei halten die Kräfte der Ein- und Ausatemmuskeln einander die Waage und führen zu einer muskulären Verspannung des ganzen Rumpfes. Diese trägt dazu bei, daß die aufgewendete Kraft direkt an den Boden weitergegeben wird. Zum Beispiel wenn wir beginnen, ein Auto anzuschieben und uns erst einmal dagegen stemmen, bis es anfängt zu rollen. Bei vielen Menschen hat sich dieser Reflex leider umgekehrt: Sie gewinnen die Kraft nicht aus der Fixierung der Rumpfmuskulatur in Einatemstellung, sondern erhöhen den inneren Atemdruck durch Schließen der Stimmritze und „Pressen", was sehr negative Konsequenzen für Atem, Herz und Kreislauf hat. Dabei erhöht sich der Druck auf die Lungenbläschen, Blutdruck und Puls steigen an, und es entsteht ein starker Druck auf den Kopf. Um die Kraft zu halten, wird der Atem gepreßt, nach der Anstrengung besteht eine „Atemschuld", die durch unruhiges „Nachatmen" wieder ausgeglichen wird. Dieses Muster wird dann so sehr zur Gewohnheit, daß es auch bei leichteren Anforderungen abläuft, oft allein durch die Idee bestimmt, eine Aufgabe sei „schwer". So verbreitet diese Angewohnheit ist, so wenig ist sie den Betreffenden bewußt, und dies gehört oft zu den ersten Erfahrungen, die Teilnehmer in Yogakursen machen. Dabei werden sie immer wieder von der eigenen Gewohnheit überrascht, wenn ich sie darauf hinweise, daß sie bei einer Übung gerade „die Luft anhalten".

Analog zum Körperbewußtsein können wir auch von einem „Atembewußtsein" sprechen, und ähnlich wie dort geschildert, stellen wir auch hier immer wieder fest, wie wenig die meisten Menschen sich ihres Atems oder besser: ihrer Atemgewohnheiten bewußt sind.

Zunächst geht es also darum, dieses Bewußtsein für den eigenen Umgang mit dem Atem zu wecken. Dabei ist es wichtig, so subtil wie möglich vorzugehen, da schon die Aufforderung, „einmal auf den Atem zu achten" bei vielen Menschen zu spontaner Manipulation der Atmung führt. Besser ist es da schon, wenn der Atem beim ganz allgemeinen Nachspüren einer Übung erfahren wird, also ohne besonders auf ihn zu achten. Der Weg zum natürlichen Atem führt also nicht über das Machen, sondern über das Spüren.

91

Wir haben gesehen, daß der Atem auf jede Bewegung des Körpers reagiert, jede Bewegung hat also einen Effekt auf den Atem. Besonders gilt dies natürlich für die gezielt ausgeführten Bewegungen der Yogapositionen, die sich lösend oder anregend bis in tiefe Bereiche des Körpers auswirken können. Wo immer sich Spannungen lösen oder erschlafftes Gewebe angeregt wird, reagiert auch der Atem, und es ist dieser Prozeß, den wir uns im Nachspüren bewußt machen. In diesem Sinne sind also alle Yogaübungen auch Atemübungen. Ist der Weg des Nachspürens erst einmal geebnet, so wirken diese Erfahrungen spontan zurück auf die Entwicklung des natürlichen Atems.

Wir lernen dabei einerseits die eigenen, einschränkenden Atemmuster besser kennen, spüren vielleicht eher, wenn wir den Atem anhalten oder einschränken oder wenn eine falsche Körperhaltung unseren Atem behindert. Zum anderen erleben wir auch schon die ersten spontanen Reaktionen des befreiten Atems. Besonders eindrucksvoll ist dabei die Öffnung der inneren Atemräume, die mit fortschreitender Lösung von Fehlspannungen mehr und mehr den ganzen Körper erfassen. Hier wird eine neue Körpererfahrung möglich. Schließlich spüren wir, wie nach einer Übung der Atem den ganzen Rumpf erfüllt und durchströmt, tief hinunter in Becken und Beckenboden, in die Flanken und den unteren Rücken oder auch als leises Schwingen in den Lungenspitzen unter den Schlüsselbeinen. Da wir kein direktes Gefühl für die inneren Organe haben, die der Atembewegung folgen, empfinden wir unser Inneres bei diesem Nachspüren wie einen weiten, leeren Raum, in dem der

Atem sich zu bewegen scheint. Bei fortschreitender Lösung bleibt die Wahrnehmung nicht auf die Atemräume beschränkt, sondern begleitet den feinen Strom der Atemenergie bis in die Gliedmaßen und in den Kopf hinein. Der Atem scheint dann „bis in die Beine" hineinzufließen, oder man spürt eine leichte Bewegung unter dem Scheitel. Besonders eindrucksvoll sind diese Erfahrungen wieder bei einseitigen Übungen, die einen Vergleich des gelösten Atems mit dem „Normalzustand" erlauben. Oft werden dabei die normalen Einschränkungen des Atems sehr anschaulich und bildhaft erlebt, etwa so: „In der geübten Seite spüre ich den Atem bis in den Oberschenkel strömen, auf der anderen Seite spüre ich eine deutliche Grenze in Höhe der Taille. Darunter ist mein Becken sehr kompakt und dicht, während sich auf der geübten Seite ein Raum geöffnet hat, atemdurchströmt und scheinbar ohne äußere Grenzen."

Diese Erfahrungen des befreiten Naturatems werden begleitet von einer Empfindung tiefer innerer Ruhe und Gelöstheit und sind oft mit einem stillen Glücksgefühl verbunden. Sie sind damit ein Erlebnis, ein ganzheitlicher Zustand, der Körper und Geist erfaßt und bei dem der Atem als verbindendes Element wirkt. Für Momente bekommen wir einen Eindruck davon, wie unser Lebensgefühl sein kann, wenn alle Einschränkungen und Belastungen von uns abfallen.

Diese wiederholten Erfahrungen in der Yogapraxis wirken allmählich auch auf den Alltag zurück. Zunächst werden wir uns in manchen Situationen plötzlich unseres Atems bewußt, spüren unser Verhalten-sein und lösen uns. Dies geschieht spontan und vor allem ohne daß wir uns etwa vorgenommen hätten, besonders darauf zu achten, „daß wir richtig atmen". Darüber hinaus wächst unsere Sensibilität für Zustände und Bedingungen, die uns einschränken, unter denen wir „nicht frei atmen können". Oft folgen auch Konsequenzen daraus, sei es, daß Kleidungsstücke, die den Atem einschränken, plötzlich als unbequem erlebt und ausgesondert werden oder auch, daß man unzuträgliche Lebensumstände oder Situationen ändert, denen gegenüber man schon abgestumpft war. Die größere Klarheit kann dazu führen, daß den Menschen deutlicher wird, was ihnen wichtig ist. So kommt es dazu, daß vielleicht längst fällige Entscheidungen getroffen werden. Ich kenne eine Reihe von Menschen, die daher ihren Beruf gewechselt haben und sich neu orientieren.

Die Erfahrung der Atemräume hat noch einen weiteren interessanten Aspekt: Sie fördert unsere Wahrnehmung vom eigenen Körper als „Raum". Zwar bedeutet das Wort „Körper" in der Geometrie einen dreidimensionalen Gegenstand, in unserem Bewußtsein ist unser Körper aber eher eine Fläche, wobei wir zudem noch sehr auf seine Vorderseite konzentriert sind. Unsere Gesellschaft ist sehr stark visuell orientiert, und so ist auch das Bild, welches wir uns von uns selbst machen, geprägt vom Blick in den Spiegel, erscheint also als Fläche. Die Tiefe unserer Brust, die Ausdehnung unseres Beckens, unserer Flanken ja sogar unseres Rückens werden uns nun bewußt im Atem. Dazu ein kleines Experiment:

Versuchen Sie, mit ihrem Rücken zu „sehen",
was hinter Ihnen ist. Spüren Sie nach hinten, bis
zur Wand (oder was immer gerade dort ist). Versuchen Sie, zu spüren, ob jemand hinter Ihnen
ist, und lassen Sie zu, daß die kleinen Nacken-
härchen sich aufstellen in Aufmerksamkeit . . .
Spüren Sie jetzt den Atem im Rücken?

Das wichtigste Instrument in unserer Arbeit am
natürlichen Atem ist also das Nachspüren, das Vergleichen und Erleben von Veränderungen im Atem.
Haben wir uns etwas daran gewöhnt, den Atem anzuschauen, ohne ihn gleich zu verändern, so gehen
wir mehr und mehr zur Atembeobachtung über. Dabei verbinden wir (zunächst im Rahmen unserer
Übungen) unsere Achtsamkeit mit dem Atem:

Verbinden Sie sich mit Ihrem Atem und achten
während der Übungen darauf, daß diese Verbindung niemals abreißt. Achten Sie auch darauf,
daß der Atem niemals stockt, angehalten oder
gepreßt wird und prüfen Sie immer wieder, was
an der Haltung Sie ändern können, damit der
Atem frei fließt.

Diese innere Haltung führt uns automatisch zu einem tieferen Verständnis der Übungsweise. Kleinste
Störungen im Atemfluß zeigen uns die Momente an,
in denen wir falsch mit uns umgehen, sei dies gelei-

tet von Ehrgeiz, Hektik oder einfach Schlaffheit (Un-
aufmerksamkeit). Ungenauigkeiten in der Haltung
zeigen sich als Einschränkung der freien Atmung und
können aus der Erfahrung der Atmung heraus selbst
korrigiert werden. Wir befinden uns damit also auf
der „inneren Ebene" der Yogapraxis. Alle Bereiche,
auf die wir auf der äußeren, der körperlichen Ebene
geachtet haben, wie Haltung, Grenzen, Umgang mit
Schmerz, richtigen Gebrauch des Willens etc. finden
ihren Ausdruck im Atem. Aus der Erfahrung des
Atems kann ich die körperliche Haltung wie auch die
innere Einstellung optimieren. Solange ich im Einklang mit dem Atem bin, mißachte ich keine Grenzen, löst sich Spannungsschmerz, und ich kann mich
nicht verletzen. In Achtsamkeit auf den Atem übe
ich mich in Hingabe und Loslassen und vermeide
den falschen Gebrauch des Willens.

In gewisser Weise ist die anfängliche Komplexität
der äußeren Übungsweise jetzt ganz einfach geworden. Statt die vielen Details zu beobachten, zu kontrollieren und zu korrigieren, ruht die Aufmerksamkeit jetzt eingerichtet auf dem Atem. So erfahren wir
unseren gesamten Zustand in jedem Augenblick.
Denn das ist die vornehmste Eigenschaft des Atems:
Der Atem ist immer jetzt, entsteht in jedem Moment
neu. So ist eine Verbindung mit dem Atem auch eine
starke Hilfe, im gegenwärtigen Augenblick zu sein
und alles Handeln sich von Moment zu Moment entwickeln zu lassen. In diesem Zustand haben ichhafte
Motive keinen Raum. Indem wir nicht mehr der Ver-
gangenheit davonlaufen und der Zukunft entgegeneilen wollen, verlieren Ehrgeiz und Stolz ebenso wie
Angst und Unsicherheit ihre Macht, und wir kom-

men ganz in Kontakt mit uns und dem gegenwärtigen Sein.

Die Aufmerksamkeit auf den Atem zu lenken, bedeutet immer auch, sich zu zentrieren und zu konzentrieren, seine Mitte zu finden und bei sich zu sein. Beim Atem bleiben, heißt bei mir zu bleiben, auch wenn ich in aktiver Weise nach außen trete, mich auf andere einlasse. Wenn ich gut bei mir bin, kann ich auch gut bei anderen sein.

Die Auswirkungen dieser Arbeit am Atem entstehen nicht über ein Training, sondern über das Bewußtsein, durch erinnern und lösen. Wir erinnern allerdings einen körperlich-atemmäßigen Zustand und nicht eine Atemtechnik. Durch die ständige Spürarbeit lernt der Körper, was in Verbindung mit diesem Zustand an Lösung erfolgt. Der Atem erinnert und macht bewußt. Ich merke, wann ich die Luft anhalte, kann mich nicht übernehmen, solange ich im Einklang bin mit dem Atem. Wenn dieser stockt, ist es ein erstes Zeichen, daß ich zu weit gegangen bin oder etwas nicht richtig gemacht habe. Im Einklang mit dem Atem spannt man nicht mehr die Muskeln an, um willentlich tief durchzuatmen. Dieses Durchatmen ist jetzt eine spontane Reaktion auf das Lösen körperlicher oder geistiger Anspannung.

Geist

Wenn man Yoga übt, so ist deutlich geworden, geschieht gleichzeitig sehr viel auf der Ebene des Geistes. Schon beim Umgang mit Schmerzen und Grenzen und erst recht beim richtigen Gebrauch des Willens wurde deutlich, wie wichtig die geistige Einstellung für die Yogapraxis ist. Darüber hinaus haben wir von den Wechselwirkungen zwischen Atem und Geist erfahren und dabei auch den Atem als Vermittler zwischen Körper und Geist kennengelernt. Tatsächlich findet sich im Menschenbild der Yogalehren eine sehr präzise Vorstellung davon, in welcher Weise die Lebensenergie, der Körper und das Bewußtsein zusammenwirken. So finden wir in alten Meditationsanleitungen sehr detaillierte Erklärungen über den Zusammenhang zwischen den einzelnen Anweisungen zur Meditationshaltung (z. B. gekreuzte Beine, gerade Wirbelsäule, gestreckter Nacken etc.), dem entsprechenden Verhalten der „Winde" des Körpers und deren Auswirkungen auf den Geist. Eine etwas vereinfachte Erklärung sei hier wiedergegeben: „Wenn die Körperhaltung gerade ist, sind auch die feinstofflichen Kanäle gerade. Wenn die feinstofflichen Kanäle gerade sind, fließen auch die Lebensenergien (die Winde) richtig. Wenn die Winde richtig fließen beruhigen sich die Gedanken, und der Geist ist ungestört."

In diesem Abschnitt werden wir sehen, wie wir diesen Zusammenhang zwischen Körper und Geist in unserer Übungspraxis erfahren und wie wir ihn nutzen können. Dabei wird es darum gehen, wie die Yogaübungen auf unsere Wahrnehmung wirken und damit unser Bild von der Wirklichkeit beeinflussen. Ferner darum, wie wir mit Gefühlen umgehen und wie es möglich ist, Gleichmut und Gelassenheit zu entwickeln. Wir werden sehen, wie unsere geistige Einstellung auch die Welt beeinflußt, die wir erleben und in der wir leben. Das führt uns zu der Überlegung, inwiefern sich unsere Erfahrungen aus dem Yoga in der sozialen Umwelt, also in der Gestaltung unserer Beziehungen widerspiegeln. Beginnen wir dabei mit dem Ziel aller Yoga- und Meditationspraxis, der Achtsamkeit oder dem Gewahrsein.

Geistes-Gegenwart

Mit der Entwicklung von Körperbewußtsein und den ersten Erfahrungen des natürlichen Atems haben wir ein immer besseres Bewußtsein für unsere eigene Befindlichkeit gewonnen. Dabei haben wir erkannt, daß unser Verhalten und unsere Einstellung (etwa beim Umgang mit Schmerzen) einen großen Einfluß darauf haben, wie es uns geht. Die Yogalehren, und besonders die buddhistischen Lehren, machen sehr klare Aussagen über den Zusammenhang zwischen unseren Handlungen und der Erfahrung von Glück oder Leid. Danach kommen die Folgen eines Verhaltens oder einer Handlungsweise immer auf den Handelnden zurück. Es gilt also so etwas wie ein „Verursacherprinzip". Angemessen und „recht" zu handeln, führt dazu, Glück und Freude zu erleben, während die Folgen unangemessenen Verhaltens als Leid erlebt werden. So gesehen sollte es eigentlich sehr einfach sein, glücklich zu leben, oder? Leider ist uns nicht immer klar, was angemessenes Verhalten ist, und selbst dann gelingt es oft nicht, dieser Einsicht entsprechend zu handeln. Der Geist ist nicht klar, wir glauben oder meinen vielleicht, logisch und überlegt zu handeln und sind uns nicht bewußt, daß wir gerade von irrationalen Emotionen gesteuert werden. Oder diese Emotionen sind so stark, daß sie unseren Geist kontrollieren und wir sie einfach ausleben. Damit verbessern wir unsere Situation aber gerade nicht, sondern schaffen uns damit neue Probleme. Jeder, der schon einmal „eine Suppe auslöffeln mußte, die er sich selbst eingebrockt hatte", wird das wissen. Zwar trägt jeder selbst die Verantwortung für sein Handeln, doch sind immer auch andere Menschen von den Konsequenzen betroffen. Speziell in unserer Zeit der weitreichenden technischen Möglichkeiten, der weltumspannenden Kommunikation und der internationalen wirtschaftlichen Verflechtung haben die Entscheidungen und Handlungen einzelner Menschen weitreichende und oft sogar unübersehbare Folgen. Den machtvollen Möglichkeiten, auf die äußere Welt Einfluß zu nehmen, steht eine sehr geringe Einsicht in die Funktionen des eigenen Geistes und die Faktoren, die unser Bewußtsein beeinflussen, gegenüber. Aus diesem Blickwinkel stellt sich die Frage, wie wir die Verantwortung für unser Handeln übernehmen können, wenn uns nicht einmal bewußt ist, wie dieses zustande kommt. Um aus diesem Dilemma auszusteigen, ist es entscheidend, eine Einsicht in die Funktionen des Geistes zu bekommen. Daher wird in der Yoga- und Meditationspraxis so viel Wert auf die Entwicklung von Achtsamkeit gelegt. Gemeint ist damit, daß ich weiß, was ich tue. Den wenigsten Menschen ist bewußt, wie sehr der Geist ständig mit irgend etwas beschäftigt ist und wie oft scheinbar gut überlegte Entscheidungen aus emotionalen Quellen gespeist werden. Erst wenn sie einmal innehalten und den Geist selbst beobachten, erkennen sie seine ständige Bewegung durch Gedanken und Gefühle. Es ist daher eine ganz bekannte Erscheinung, daß Anfänger in der Meditation zunächst den Eindruck haben, ihr Geist würde durch die Meditationspraxis immer unruhiger. Gelingt es mit der Zeit, eine größere Aufmerksamkeit zu entwickeln und das ständige Entstehen von Gedanken und Gefühlen wahrzunehmen, ohne sie zu unterdrücken und auch ohne daran anzuhaften, so kommen sie mehr und mehr von selbst zur Ruhe.

Es gibt eine Anekdote, die dieses Ziel der Meditationspraxis verdeutlichen soll und dabei sehr deutlich zeigt, daß es bei der Meditation keineswegs darum gehen soll, tranceähnlicher Zustände zu erzeugen. Man spricht von dem eifrigen Meditierer, der stundenlang seinen Atem beobachtet und schließlich so abgehoben ist, daß er beim Verlassen des Meditationsraumes versucht, den linken Schuh an den rechten Fuß zu ziehen. Lange Zeit habe ich diese kleine Geschichte für eine witzige Belehrung gehalten, bis ich in unserer Yogaschule etwas ähnliches erlebte. Wir hatten an diesem Tag einen tibetischen

Lehrer zu einem Vortrag eingeladen. Als dieser zu Ende war, unterhielt ich mich noch eine Weile mit dem Tibeter und seiner Übersetzerin, während die Zuhörer nach Hause gingen. Als wir schließlich auch gehen wollten, suchte die Übersetzerin vergeblich ihre Schuhe: Es war nur noch ein anderes Paar vorhanden, den ihren zwar etwas ähnlich, aber eben nicht ihre Schuhe. Hier hatte offenbar die Achtsamkeit bei der ersten Alltagshandlung ausgesetzt.

Achtsamkeit ist ein Begriff, der sich in diesem Zusammenhang in der deutschen Übersetzung buddhistischer Texte eingebürgert hat. Nach meiner Erfahrung wird dieser Begriff sehr leicht mißverstanden. Viele Menschen fürchten, daß es bei der Entwicklung von Achtsamkeit darum geht, ständig beherrscht und kontrolliert zu sein, also gewissermaßen einen künstlichen Geisteszustand zu erzeugen. Es ist eben nicht so gemeint, daß wir wie ein Wachhund ständig angespannt auf der Lauer liegen und unser eigenes Verhalten kontrollieren. Viel eher geht es auch hier darum, weniger zu tun, nicht ständig abgelenkt oder mit anderem beschäftigt zu sein, sondern im gegenwärtigen Moment zu ruhen und in dem aufzugehen, was man gerade tut: den Geist zu entspannen, ohne seine Klarheit dabei zu verlieren. Das gilt für alle alltäglichen Handlungen: Wenn ich das Geschirr abwasche, wasche ich das Geschirr ab, ohne in Gedanken schon beim nächsten zu sein. Wenn ich autofahre, fahre ich, ohne mich zu fragen, was mich am Ziel erwartet.

Einer meiner Meditationslehrer sagte einmal, als es um Störungen bei der Meditationspraxis (z. B. durch einen Telefonanruf) ging: Wieso Störung? Es geht um dein Gewahrsein: Wenn du meditierst, bist du ganz bei deiner Meditation, wenn du das Telefon abnimmst, bist du ganz bei dem Gespräch. Du kannst fragen, worum es geht oder sagen, daß du später zurückrufst. Wenn du aufgelegt hast und wieder meditierst, bist du nicht mehr mit dem Telefongespräch beschäftigt, du meditierst. Bist du damit fertig und rufst zurück, dann meditierst du nicht mehr, sondern telefonierst. Wenn du immer bei einem bist, wie kann das andere dich dann stören?

Um zu zeigen, worum es hier geht, benutze ich gern den Begriff „Geistes-Gegenwart". Damit möchte ich die wörtliche Bedeutung unterstreichen: Mit dem Geist in der Gegenwart sein, bei dem sein, was jetzt gerade ist. Ähnlich der bekannten Zen- Geschichte über zwei Mönche, die einander die Vorzüge ihrer Meister schildern. In diesem Zusammenhang sagt der eine Mönch: „Mein Meister ist der größte von beiden. Wenn er sich konzentriert, so kann er mir genau sagen, woran ich gerade gedacht habe." Darauf der andere Mönch: „Dein Meister hat zweifellos große Fähigkeiten, aber ich denke doch, daß der meine ihn noch übertrifft: Wenn er ißt, dann ißt er, wenn er geht, dann geht er, und wenn er schläft, dann schläft er."

An Kindern können wir oft beobachten, wie sie ganz und gar im Spiel aufgehen, hellwach und voller Hingabe und Aufmerksamkeit. Vielleicht kennen wir auch aus unserem Leben solche Momente, in denen wir vollständig eins mit unserem Handeln sind und dabei vom Erleben des Augenblicks ausgefüllt werden. Oder auch im Miterleben, z. B. einer Musikaufführung, wenn wir innerlich ganz Teilnehmende sind und nicht mehr Zuhörer. Der Dirigent Sergiu Celibidache hat diese Erfahrung einmal in einem Interview beschrieben, als er erklären wollte, wann Musik wirklich gelingt. Dabei sprach er von dem spontanen Entstehen der Musik, das sich aus dem Zusammentreffen von Orchester, Publikum, Dirigent und Komposition ereignet, also aus allen Faktoren der gesamten Situation in jedem Moment spontan und neu entsteht. Dabei ist weder der Dirigent noch das Orchester im Geist mit den noch kommenden Noten oder dem Wunsch nach einem besonderen Klangbild oder ähnlichem beschäftigt, sondern voller Absichtslosigkeit geben sich alle Beteiligten dem gegenwärtigen Tun hin. Sie „sind" gewissermaßen die Musik. Erzeugen und Wahrnehmen der Musik werden eins. Erst wenn diese Dualität aufgelöst wird, entsteht Musik als ein Zusammenspiel von Spielen, Dirigieren und Hören in jedem Augenblick neu, so daß man selbst als Zuhörer beteiligt ist und nicht etwas Äußeres bloß konsumiert. Celibidache sprach auch davon, daß diese Intensität längst nicht bei jedem Konzert entsteht. Wenn sie aber erlebt wird, ergreift sie alle Beteiligten und hinterläßt das Gefühl von einem ganz besonderen, fast „sakralen" Ereignis.

Als ich diese Äußerungen hörte, fühlte ich mich spontan an bestimmte Erlebnisse in meinen Yogakursen erinnert. An Momente, in denen nach einer Zeit des konzentrierten gemeinsamen Übens eine wachsende Intensität entsteht, die alle gemeinsam ergreift. Auch hier entsteht die Intensität in dem Zusammenfallen von Tun und Erleben: Der Atem, die körperliche Bewegung und der wahrnehmende Geist sind vollständig eins geworden. Ein hervorragendes

Merkmal erfolgreichen Übens ist die Erfahrung, vollständig ruhig zu sein und dabei sehr klar und wach – eine Kombination, die wir normalerweise kaum erfahren. Im gewöhnlichen Alltag ist für die meisten Menschen der Zustand von Ruhe tendenziell eher mit Müdigkeit oder Erschöpfung verbunden, Wachheit dagegen eher mit Erregung und Nervosität.

Überhaupt ist es immer wieder eindrucksvoll, in welchem Maße sich die Befindlichkeit schon im Laufe von einer Übungsstunde verändern kann. In dem Maße, wie wir durch das Üben wieder in unsere Mitte kommen, verschwinden Abgeschlagenheit und Unlust, Streß und Nervosität. Schon nach wenigen Übungen entsteht wieder ein Selbstbewußtsein, ein Gefühl für die eigene Lebendigkeit und Lebensenergie. Oft ist man überrascht darüber, wie ruhig und kraftvoll man sich gerade nach relativ „schwierigen" Übungen fühlt.

Der Ausgangspunkt und Beginn allen Übens ist da, wo wir gerade sind. Die anfängliche Meditation hilft, sich der gegenwärtigen Situation mit allem, was zu ihr gehört, und damit auch des eigenen Zustands bewußt zu werden. Einstimmende und einfache Übungen lassen den Körper spüren und verbinden die Aufmerksamkeit auch mit dem Atem. Fließend und aufeinander aufbauend entstehen bald anspruchsvollere Asanas, die die Konzentration und die Energien immer mehr sammeln. Es geht nicht darum, ein äußeres Ziel zu erreichen, sondern das Üben und die dadurch gegebenen Veränderungen bewußt zu erfassen, ohne die jeweiligen Wahrnehmungen zu manipulieren. So übt man sich darin, „bewußt zu erleben, was unbewußt geschieht". Unterstützt durch die Aufmerksamkeit auf den Atem verbinden sich Körper und Geist und so kommt man immer wieder in den gegenwärtigen Augenblick zurück. Übt man dies, so weitet sich unser Bewußtsein, und wir entwickeln Geistes-Gegenwart. In diesem Zusammenhang entsteht auch ein Gewahrsein dafür, daß unsere Wahrnehmung sich verändert und offensichtlich durch die Übungen beeinflußt wird.

Wahrnehmung – Die Welt entsteht in jedem Augenblick neu

Yogaübungen beeinflussen nicht nur unsere Befindlichkeit, sie haben auch ganz deutliche Auswirkungen auf unsere Wahrnehmung. Diese lassen sich im Nachspüren der Übungen mit großer Übereinstimmung erfahren. So können wir zum Beispiel durch bestimmte Übungen erreichen, daß sich die Wahrnehmung verschärft, klarer wird. Dann sagen viele, daß sie etwa die Farben klarer und leuchtender sehen, daß das Licht heller wirkt und auch, daß Töne deutlicher wahrgenommen werden. Hier wirkt der Zusammenhang zwischen Bewegung, Atem und Lebensenergie, den wir im Kapitel über den Atem kennengelernt haben. Es war die Rede davon, daß die Winde, die Lebensenergie, in feinstofflichen Kanälen durch den Körper strömen und sich im Körper als Prinzip der Bewegung ausdrücken. Sei dies als äußere Bewegung des Rumpfes und der Gliedmaßen, als Bewegung des Blutkreislaufs oder auch, ganz fein, als Gedanken und Gefühle, als Regungen des Bewußtseins. Nach tibetischer Auffassung steuert der wichtigste dieser Winde, der „lebenserhaltende Wind", außer dem Atem auch das Bewußtsein der Sinnesorgane und damit die Wahrnehmung. Über die Körperübungen, die ja auch Bewegungen sind, und über den Atem, der diesen Bewegungen folgt, entsteht offensichtlich eine Wirkung auf diesen lebenserhaltenden Wind. Diese Wirkung äußert sich je nach Übung auch darin, daß die Wahrnehmung sich verändert. In der Eindeutigkeit und Wiederholbarkeit, in der dies geschieht, wird auch deutlich, welch tiefes Wissen in den über viele Jahrhunderte überlieferten Asanas steckt.

Manche Menschen sehen die Sinneswahrnehmung lediglich als eine körperliche Funktion, sozusagen als einen „Apparat", der eine objektive Wirklichkeit abbildet. Werden die Sinne also geschärft, so ist das Bild dieser Wirklichkeit realer, sozusagen verzerrungsfreier. Nach meiner Ansicht geht die Wirkung einer veränderten Wahrnehmung aber noch weit darüber hinaus. Um dies weiter auszuführen, möchte ich noch einmal zu einigen Erfahrungen aus der Yogapraxis zurückkehren. Es sind einerseits die schon erwähnten Äußerungen wie: Die Farben wirken viel klarer, es scheint viel heller geworden zu sein, die Konturen treten stärker hervor. Diese Art der Beschreibungen scheinen sich auf objektiv Meßbares der Sinneswahrnehmung zu beziehen. Dann gibt es aber auch Äußerungen, die darüber hinausgehen. Hat man anfänglich vielleicht den Kreis der Übenden als sehr eng und voll empfunden, so scheint „der Raum jetzt viel größer zu sein, und ich fühle mich leicht und frei" oder: „Ich sehe die einzelnen Menschen sehr klar für sich, jeden als ein einzigartiges Individuum und sehe, daß jeder genau so stimmt" – „Ich habe das Gefühl, daß meine Wahrnehmung nicht mehr so eng nach vorn ausgerichtet ist, sondern daß mein Bewußtsein jetzt über 360 Grad reicht" – „Ich nehme alle Personen in diesem Kreis wahr und fühle mich sehr verbunden mit allen und möchte jetzt noch stundenlang so weiter üben".

In all diesen Erfahrungen wird deutlich: Verändert sich die Wahrnehmung, entsteht eine neue Empfindung, die ihrerseits auch unser Verhalten beeinflußt. Die Art unserer Wahrnehmung hat also Konsequenzen. Wir können in diesen Äußerungen erkennen, wie Wirklichkeitserfahrung entsteht. Hierbei treffen immer mehrere Faktoren zusammen: Der Zustand des Körpers und seiner Sinnesorgane bietet die Möglichkeit zur Wahrnehmung und damit zum Kontakt. Mit diesem Kontakt ist immer eine Bewertung verbunden und damit die Neigung, Einfluß zu nehmen: Angenehmes zu ergreifen, Unangenehmes zurückzuweisen oder Gleichgültiges zu ignorieren. Aus der Art, wie ich mich dann verhalte und handle, entsteht die Wirklichkeit einer Situation. In der Regel besteht dieser Zusammenhang zwischen der eigenen Wahrnehmung und dem Aufbau und Erleben einer eigenen Wirklichkeit ständig – auch wenn wir uns dessen nur sehr selten bewußt sind. Wir haben kaum ein Bewußtsein für diesen feinen Prozeß, der dazu führt, daß wir uns wohl fühlen und etwas mögen oder nicht und auch nicht dafür, wie dies in unsere Handlungen und Entscheidungen hineinwirkt.

Im Yoga erleben wir nun, daß sich innerhalb von wenigen Minuten unsere Wahrnehmung und damit auch unsere Einstellung zur Umgebung verändert. Wir tauschen diese Erfahrung miteinander aus und erkennen dabei mehr und mehr, wie abhängig die persönliche Sichtweise von dem jeweiligen Zustand ist. Wenn es sich um eingreifende Veränderungen des eigenen Zustands handelt, sozusagen um Lebensereignisse, so akzeptieren wir diesen Zusammenhang ohne weiteres. Jeder weiß, daß die Welt „anders aussieht", wenn man gerade verliebt ist oder wenn man einen nahen Menschen verloren hat. Wir sind bereit, solche Einflüsse als Ausnahmen gelten zu lassen. Nun erleben wir im Yoga, daß die Wahrnehmung sich von einem Moment zum anderen verändern kann, offensichtlich ohne daß ein schwerwiegender Grund dafür vorliegt. Da liegt der Schluß nahe, daß dies gewissermaßen ständig der Fall ist, daß unsere Wahrnehmung also keine verläßliche, unabhängige Funktion ist. Gleichzeitig lernen wir aus Erfahrung, daß unsere Wahrnehmung eben nicht eine Art „Fotoapparat" ist, der eine objektive Wirklichkeit abbildet, sondern daß sie selbst am Entstehen dieser Wirklichkeit – nämlich an dem, was „wirkt" – beteiligt ist. Begreifen wir den Gehalt dieser Erfahrungen vollständig, so entsteht zweierlei Nutzen. Auf der persönlichen Ebene erkennen wir, welch wirkungsvolle und einfache Möglichkeiten wir haben, um unsere Befindlichkeit zu beeinflussen, uns etwa besser zu fühlen. Auf der sozialen, zwischenmenschlichen Ebene wächst das Verständnis dafür, daß möglicherweise auch die Wirklichkeit anderer Menschen genauso gilt wie unsere eigene.

Wenn wir erkennen, daß unsere Stimmungen und Empfindungen nicht so fest und wirklich sind, wie wir immer dachten, können wir besser mit diesen Zuständen umgehen. Wir entdecken allmählich, daß sie eigentlich keine unabhängige Wirklichkeit haben. Auch in schweren Lebenskrisen oder bei sehr realen Problemen können uns diese Erfahrungen sehr helfen. Hier sei das Beispiel einer jungen Frau genannt, deren Freundin gerade tödlich verunglückt war. Am Anfang der Stunde wirkte sie nachgerade verzweifelt und gab an, sehr traurig zu sein. Später nach ihrem Befinden befragt sagte sie: „Immer noch traurig, aber jetzt kann ich gut mit diesem Gefühl sein. Es ist angemessen." Auch ich habe in einer sehr schweren Lebenskrise diese heilende Wirkung der Yogapraxis erfahren können. Unter Umständen, die mich sonst vielleicht in eine Depression gebracht hätten, habe ich weiterhin unterrichtet und selbst Yoga geübt. Es war gewissermaßen mein Glück, daß die Kurse stattfanden und Menschen auf mich warteten. In jener Zeit habe ich wie kaum zuvor die große Kraft und Hilfe erfahren, die in diesen einfachen Übungen liegt. Oft schon nach wenigen Minuten änderte sich meine Wahrnehmung und damit das Gefühl für mich selbst und meine Situation. Mit dem erneuten Spüren meiner Lebensenergien wuchs immer wieder auch das Vertrauen in den eigenen Lebensweg und die Gewißheit, daß ich irgendwie gestärkt aus dieser Krise hervorgehen würde. Dies soll nicht bedeuten, daß die realen Probleme im Leben von Menschen sich durch die Yogapraxis auflösen. Im Gegenteil: Manche treten sogar noch deutlicher hervor. Es bedeutet aber, daß wir diese Probleme gelassener sehen können und uns dadurch mit Kraft, Mut und Selbstvertrauen an ihre Lösung machen können. Dabei spielen die Wahrnehmung und die persönliche Einstellung eine entscheidende Rolle.

Einstellung – Wie wir die Dinge ansehen, so erscheinen sie

Wahrnehmung und Einstellung hängen eng miteinander zusammen. Und wie die Wahrnehmung, so bestimmt auch unsere Einstellung unser Erleben. So ist das morgendliche Bad im kühlen Brunnentrog vor Tagesanbruch, das ich den Teilnehmern meiner Kurse „Yoga und Fasten" empfehle, für die einen eine interessante Herausforderung oder eine Quelle der Kraft und Vitalität, für andere dagegen der Inbegriff von Askese und Selbstkasteiung. Wiederum andere finden den Gedanken, so etwas zu tun, schlichtweg verrückt und bleiben lieber noch einen Moment länger im Bett liegen. Auch die damit verbundenen Empfindungen werden natürlich entsprechend unterschiedlich erlebt werden. Ebenso können mit veränderter Einstellung auch neue Erfahrungen gemacht werden. Angeregt durch das Beispiel ihrer Zimmergenossinnen ging eine Frau am letzten Tag des Kurses mit zum Brunnen. „Ach", sagte sie später, „jetzt weiß ich erst, was ich die ganze Zeit versäumt habe. Wie schade, daß wir morgen zurückfahren."

Östliche Kulturen, wie die indische oder besonders auch die tibetische, haben einen enorm großen Teil ihrer Energie (wenn wir es modern ausdrücken wollen: ihres Sozialproduktes) in die Erforschung und Meisterung der inneren Welt gesteckt. Vergleichbar mindestens mit den gewaltigen Anstrengungen, die unsere Kultur unternommen hat, um die Welt der äußeren Phänomene zu verstehen und zu beherrschen. Und wie ich denke, auch mit einem vergleichbar großen Erfolg, wenn auch ihre Ergebnisse nicht so offensichtlich und spektakulär sind wie vielleicht eine Mondrakete oder die Atombombe. (Die ja gern als „Inbegriff" unserer kulturellen Errungenschaften genannt werden.)

Bis vor wenigen Jahren ging die westliche Wissenschaft von der Annahme aus, daß es eine feste, für sich bestehende Realität gibt, die unabhängig von einem Betrachter oder Erleber besteht. Erst die Entdeckungen der Quantenphysik haben dieses Weltbild erschüttert. Ausgehend von den Naturwissenschaften kommt es heute zu einem Paradigmenwechsel, einem allgemeinen Umdenken über die Voraussetzungen und Bedingungen unserer Erkenntnismöglichkeiten. Der Konstruktivismus und die systemische Sichtweise sind ein Ausdruck davon. Die Hirnforschung entdeckt zur Zeit, daß weitaus die meisten Impulse zum Erkennen einer Situation aus dem Gehirn selbst kommen und nicht aus der Wahrnehmung der Umgebung durch die Sinnesorgane. Wo sie sich den Konsequenzen ihrer Erkenntnisse stellen, sind die Naturwissenschaftler zu den Trägern der philosophischen Entwicklung geworden, und heute sind sie es, die die Frage nach der Natur des Geistes stellen. Weltweit sich abzeichnende ökologische Krisen machen die Begrenzung einer Sichtweise deutlich, die Natur und Mensch einander getrennt gegenüberstellt. In dieser Situation kommt es zur Rückbesinnung auf die geistigen Traditionen des Ostens, wobei die buddhistischen Lehren von besonderem Einfluß sind.

Die östliche Sichtweise ist nie von einer objektiven Realität ausgegangen, die in irgendeiner Weise unabhängig vom erlebenden Subjekt bestünde. Extrem ausgedrückt formuliert sich ihre Position in dem Satz: „Wie die Dinge angesehen werden, so erscheinen sie." Die Betonung liegt also hier beim Erlebenden und dessen Einstellung. Eine der wichtigsten Lehren, die der historische Buddha seiner Zeit brachte, ist die Lehre von der Interdependenz, dem „sich gegenseitig Bedingen" aller Phänomene. Ein anderer gebräuchlicher Ausdruck ist „das Entstehen in Abhängigkeit". Nach diesen Lehren, die heute in der modernen Systemtheorie wieder aufgegriffen werden, gibt es in der Welt der Erscheinungen nichts, was unabhängig vom „Rest", von allem anderen besteht. Der Ausdruck, der in diesem Zusammenhang verwendet wird, ist Leerheit: Die Dinge sind „leer" von einem unabhängigen Selbst. Dieser Begriff der Leerheit hat immer wieder zu Mißverständnissen geführt, die u. a. darin gipfeln, den Buddhismus als eine „nihilistische" Weltanschauung zu verunglimpfen. Doch die Einsicht, daß die Phänomene ihre Bedeutung aus dem Zusammenspiel aller Faktoren gewinnen, wird als Grundlage für die individuelle Verantwortung gesehen. Denn jedes Verhalten von uns, jede Handlung wirkt sich auf andere aus, auf Personen und unsere gesamte Mitwelt. Diese Sichtweise legt nahe, daß die verschiedenen Wirklichkeiten und ihre unterschiedlichen Ausdeutungen ihre Berechtigung haben. Der Gedanke einer für alle gleichmäßig gültigen und unveränderlichen Wahrheit ist dieser Sichtweise fremd. Sie ist somit auch zutiefst antiideologisch.

Um die buddhistische Sichtweise von der Interdependenz zu erklären, gebraucht der vietnamesische Mönch und Meditationslehrer Thich Nhat Hanh in seinen Vorträgen gern das Beispiel vom Blatt Papier: Er zeigt, daß in einem Blatt Papier lauter „Nicht- Papierelemente" enthalten sind: Der Sonnenschein, ohne den der Baum nicht wachsen kann, aus dem das Papier hergestellt ist; der Regen, den der Baum ebenfalls braucht, um zu wachsen; der Holzfäller, der den Baum fällt, und auch der Vater des Holzfällers, ohne den dieser nicht wäre. Aber auch der Weizen, aus dem das Brot für den Holzfäller gebacken wurde und so weiter ... Diese Liste der „Nicht-Papierelemente" ließe sich ins Unendliche fortsetzen. Das Stück Papier besteht also aus lauter „Nicht-Papierelementen". Thich Nhat Hanh fährt dann fort, daß dieses Stück Papier verschwindet, wenn man alle die „Nicht-Papierelemente" zu ihren Ursprüngen zurückführt: Den Sonnenschein zur Sonne, den Regen zur Wolke, den Holzfäller zu seinem Vater und so weiter. Es bleibt also kein elementares, unabhängiges Ding übrig, welches man ein „Papierelement" nennen könnte. In diesem Sinne ist das Papier leer – leer von einem unabhängigen Selbst. Es ist nur denkbar im gegenseitigen Durchwirken aller anderen „Elemente". Insofern ist diese Buchseite ein Beweis für die Existenz des gesamten Kosmos.

Diese Vorstellung ist ihrem Wesen nach nicht dualistisch. Kein Ding, keine Erscheinung läßt sich von ihrem Gegenteil trennen. Ereignisse ohne Wahrnehmung sind sinnlos. So besteht das Ereignis „Klang" z. B. aus dem Zusammentreffen von Klangquelle, etwa klatschende Hände, dem Raum, in dem sich der Ton ausbreitet, dem Sinnesorgan und dem dazugehörigen Sinnesbewußtsein sowie dem Erlebenden selbst. Versuchen Sie herauszufinden, wo der

Klang entsteht: In den Händen, im Raum, im Ohr oder in Ihrer Wahrnehmung. Sie werden früher oder später dazu kommen, daß sich dies nicht trennen läßt. Erst das Zusammenwirken all dieser Faktoren führt zu dem Ereignis, welches wir „Klang" oder „Hören" nennen können.

Der Gedanke, daß „Wirklichkeit" nicht als etwas Festes, Unabhängiges außerhalb von uns existiert, daß sie vielleicht sogar von unserer Wahrnehmung und Einstellung mitbestimmt wird, ist für uns zunächst einmal sehr fremd und gewöhnungsbedürftig. Um aber alle Möglichkeiten der Yogapraxis vollständig nutzen zu können, ist es sinnvoll, wenn wir auch zu diesem Zusammenhang eigene Erfahrungen machen können.

Dazu arbeite ich mit einer speziellen Methode, die ihre Wurzeln im tibetischen Buddhismus hat. In den Lehren von den „fünf Buddhafamilien" ist dort die Rede von fünf verschiedenen Arten, die Welt zu sehen und mit ihr umzugehen. Man könnte vielleicht sagen, daß es fünf archetypischen Möglichkeiten einer Wirklichkeitserfahrung sind, die ständig in unser Erleben und Verhalten einfließen und es prägen. Je nachdem, welche der fünf Einstellungen im Vordergrund steht, ändert sich der Blickwinkel, unter dem wir unsere Mitwelt wahrnehmen und damit auch unsere Handlungsweise.

Die erste dieser Einstellungen ist gekennzeichnet durch ein Lebensgefühl der Offenheit und grundsätzlichen Akzeptanz. Das Dasein ist sehr einfach. Man lebt im Einklang mit sich und der Umgebung und empfindet dadurch auch keinerlei Einschränkungen der eigenen Möglichkeiten. Diese Familie trägt den

Namen „Buddha", womit auf den Gleichmut und die Gelassenheit hingewiesen wird, die diesen Zustand charakterisiert. Sie wird mit der Farbe Weiß assoziiert.

Die zweite Einstellung läßt sich am besten mit unserem Bedürfnis nach Klarheit und Struktur beschreiben. Darunter fällt das Interesse, wie die Dinge funktionieren, was unsere Mitmenschen antreibt oder welche Regeln und Gesetze hinter der Erscheinung der Phänomene liegen. Wir wollen schnell auf den Punkt kommen und sind auch fähig, uns klar abzugrenzen. Der Name dieser Familie ist „Vajra" (sprich: wadschra), was die klare und durchschneidende Eigenschaft eines Diamanten bezeichnet. Die symbolische Farbe ist das Blau des klaren Winterhimmels (vor dem sich scharf die Konturen der Schneegipfel abzeichnen).

Der dritte Zustand ist gekennzeichnet durch ein Gefühl von (innerem) Reichtum, Selbstbewußtsein, Vertrauen und innerer Sicherheit. Wir fühlen uns geerdet und geborgen und ruhen in unserer Mitte. Die Ereignisse und Begegnungen, die wir erfahren, erleben wir als Bereicherung. Aus diesem Lebensgefühl heraus sind wir großzügig und zugewandt. Der Name „Ratna", der „Juwel" bedeutet, weist auf das hier vorherrschende Gefühl des Reichtums hin. Die Farbe ist das satte Gelb (der Sonne und der Ernte).

In der vierten Eigenschaft drückt sich unser Bedürfnis nach Kontakt und Kommunikation aus. Es ist der leichte, spielerische Umgang mit unserer Mitwelt, die Fähigkeit, immer wieder in Beziehung zu treten, zu berühren und sich berühren zu lassen. Der Name „Padma" dieser Familie bedeutet „Lotus". In unserer Kultur würden wir vielleicht als Symbol die Rose verwenden. Die Farbe ist das Rot (des Feuers und der Liebe).

Die fünfte Einstellung ist bestimmt von Kraft und Effektivität, praktischer Intelligenz und der Fähigkeit, mit den Dingen der Welt umzugehen. Sie unterstützt unser zielgerichtetes Handeln und befähigt uns, jeder Situation entsprechend das Richtige zu tun. Ihr Name „Karma" bedeutet Handlung, Aktivität. Die Farbe ist Grün.

In diesen kurzen Beschreibungen der fünf Zustände erkennen wir verschiedene Bedürfnisse, die wir in Bezug auf unseren Alltag haben. Gleichzeitig sind damit auch fünf verschiedene Arten verbunden, die Welt wahrzunehmen. So kommen zum Beispiel manche Menschen nur sehr schwer zur Ruhe, weil sie immer wahrnehmen, „was es noch zu tun gibt" (also aus der Sicht der „Karma"-Familie). Andere verlieren sich vielleicht, weil sie viele Situationen als Einladung erleben, Kontakt aufzunehmen und sich zu verbinden. Die Umwelt ist voller Anregungen zu spielen, zu flirten . . . („Padma").

Die Methode diese unterschiedlichen Zustände im Yoga erfahrbar zu machen, beruht auf der einfachen Beobachtung, daß die Art, uns zu bewegen, eine Rückwirkung auf unsere Wahrnehmung und unser Erleben hat. Der Grund dafür liegt im Zusammenhang zwischen Körper und Geist. Wenn wir diese Art, uns zu bewegen, sehr gezielt steuern, lassen sich diese fünf Zustände einzeln erzeugen und damit erfahrbar machen.

Weite, wenig definierte Bewegungen fördern die Erlebnisweise der Offenheit und Akzeptanz der

Buddha-Familie. Klare, geradlinige Bewegungen führen uns zu einem Zustand, der der Vajra-Familie entspricht. Ausladende, gravitätische und in gewisser Weise „barocke" Bewegungen bringen uns mit der Welt des Reichtums und Selbstvertrauens der Ratna-Familie in Verbindung. Leichte, spielerische Bewegungen fördern das kommunikative Lebensgefühl von Padma. Rhythmische, schwungvolle und repetitive Bewegungen schließlich lassen uns die Welt aus der Kraft und Effektivität der Karma-Familie heraus erleben.

Möchte man die Erfahrungen dieser fünf Zustände einmal sehr deutlich erleben, so ist es gut, dies zum Beispiel an fünf aufeinander folgenden Tagen zu tun. Man kann also an jedem Tag bei den Yogaübungen eine ganz bestimmte Qualität der Bewegungen betonen. Das mag zum Beispiel einmal die Exaktheit und Ausrichtung der Bewegungen sein, also die Präzision. Ein andermal vielleicht das Spielerisch-Fließende der Bewegungen oder auch wiederum deren Rhythmus. Durch diese jeweilige Einstellung, mit der geübt wird, entsteht eine ganz spezielle und von Tag zu Tag deutlich unterscheidbare Energie. Diese wird dann besonders deutlich, wenn in einer Gruppe geübt wird, mit der wir die gesamte Zeit dieser fünf Tage verbringen. Lassen wir nach dem Üben einfach zu, was sich an freier Bewegung entwickelt, so drückt sich schon in der Art des dabei entstehenden Umgangs miteinander aus, wie wir die Welt aus der Energie der entsprechenden Familie heraus erleben. So kann es an einem Tag zum Beispiel sein, daß wir sehr aufeinander bezogen sind und in kleinen Gruppen spielerische Sequenzen entstehen lassen (Padma). An einem anderen Tag überwiegen vielleicht Kraft und Effektivität im Ausdruck (Karma), während an einem dritten Tag abgrenzende Verhaltensweisen zu beobachten sind (Vajra). Unterstützen wir diese Haltung weiter, kann der ganze Tag jeweils seinen eigenen Aspekt oder Charakter bekommen. Alle anderen Aktivitäten außerhalb der eigentlichen Übungszeiten, wie das gemeinsame Kochen, Lernen und auch die sozialen Kontakte untereinander werden dann von dem Charakter der betreffenden Buddhafamilie geprägt. Wir erfahren die einzelnen Erlebnisweisen also im Üben ebenso, wie in den unterschiedlichen Situationen des Alltags.

Ich will jetzt nicht noch weiter auf diese Methode des Übens eingehen – das wäre Stoff genug für ein eigenes Buch –, sondern vielmehr die Erfahrungen beschreiben, die in solch einer Woche entstehen.

Die erste und vielleicht auch die spektakulärste Erfahrung ist wohl die, daß an jedem Tag eine deutlich wahrnehmbar „eigene" Wirklichkeit entsteht. Und daß dies auf sehr einfache Art erreicht worden ist, daß also diese jeweilige Wirklichkeit durch sehr einfachen Veränderungen in unserer Einstellung hervorgebracht wird. Durch den Erfahrungsaustausch und die gemeinsamen Gespräche wird auch deutlich, daß diese Wirklichkeit von den einzelnen Mitübenden sehr verschieden bewertet und empfunden wird. Dabei entsteht im Laufe der Tage eine zweite, sehr wichtige Erfahrung: Eine Situation kann sehr unterschiedlich erlebt werden, wobei jede Ebene des Erlebens ihre Berechtigung hat. In dem ständigen Spiel der Veränderungen und dem damit verbundenen Auf und Ab der Gefühle und Bewertungen wird schließlich jedem Beteiligten klar, wie absurd es wäre, jetzt gerade sein Erleben, seine Interpretation des Geschehens als einzig gültige Wirklichkeit anzusehen und daran zu haften. In der Konsequenz entwickeln wir mehr Toleranz und schließlich vielleicht sogar eine größere Freude an der Vielfalt menschlicher Verhaltensweisen. Wir haben erfahren, daß jede der verschiedenen Erlebnisweisen ihre Qualitäten hat und erkennen das darin liegende Potential. Darin liegt die Möglichkeit, daß wir das Anderssein unserer Mitmenschen, ihre Bedürfnisse und Sichtweisen, nicht mehr als Bedrohung oder Einschränkung unserer eigenen Welt erleben müssen, sondern als Bereicherung erfahren können.

(Er)lösung der Gefühle – die Geschichte vom eisernen Heinrich

Indem wir uns bewußt machen, wie die Wahrnehmung oder die Einstellung des Geistes sich verändert, trainieren wir in gewisser Weise die Achtsamkeit und die Fähigkeit, den eigenen Geist beobachten zu können. Diese Fähigkeit wird auch in besonderem Maße beim bewußten Umgang mit unseren Gefühlen gefördert. Dabei kann uns die Praxis der Yogaübungen mit unseren Gefühlen in Kontakt bringen. Das mag einmal darin bestehen, daß ungewohnte und körperlich „schwierige" Situationen emotionale Reaktionen auslösen. Zum Beispiel werden manche Menschen ärgerlich, wenn etwas nicht gelingt, andere vielleicht niedergeschlagen oder ehrgeizig. Andererseits scheint es aber auch bestimmte Übungen zu geben, die solche Reaktionen begünstigen. So löst die Übung Pashimotanasana, die „Zange", bei der wir uns mit langem Rumpf zu den ausgestreckten Beinen beugen, bei vielen Menschen ein Gefühl von Ärger oder Wut aus.

In der Regel haben wir eine sehr gespaltene Einstellung zu unseren Gefühlen: Sind diese angenehm, so wollen wir, daß sie möglichst lange anhalten. Wenn wir sie aber als unangenehm empfinden, so würden wir sie am liebsten loswerden oder nicht spüren. Da wir uns bewußt sind, daß wir diese unangenehmen Gefühle nicht haben wollen und sie nicht loswerden können, leiden wir. Im allgemeinen haben wir daher verschiedene Abwehrstrategien entwickelt, durch die wir vermeiden, mit den Gefühlen selbst in Kontakt zu kommen. Die beiden wichtigsten Strategien, die wir ständig anwenden sind einmal, unsere Gefühle zu ignorieren oder zu verdrängen, zum anderen, die Gefühle mehr oder weniger direkt auszuagieren. Da wir sie dabei nicht direkt ansehen und ihre Natur durchschauen können, behalten sie ihre Macht über uns. Entstehen solche Gefühle im geschützten Rahmen der Übungsstunde, so ist das oft die erste Gelegenheit, sie einfach einmal anzuschauen, ohne gleich etwas dagegen tun zu müssen. In diesem Sinne weise ich die Übenden gern darauf hin, daß ihr Gefühl jetzt weiter keine Ursache hat und daß es verschwinden wird, sobald sie die Übung auflösen. Es ist zunächst eine viel günstigere Situation, die eigene Wut im geschützten Rahmen einer Übungsstunde zu erleben als etwa während einer Auseinandersetzung mit seinem Chef. Gewissermaßen besteht hier eine Art „Laborsituation", in der wir unsere Wut einfach untersuchen können: Wie fühlt es sich an, wenn ich Wut erlebe? Wo ist das Gefühl, in welchem Körperteil? In den Gedanken? Wodurch wird es gespeist? Aber vor allem: Wie ist es, einfach mit diesem Gefühl zu *sein*? Indem wir mehr und mehr davon ablassen, unsere negativen Gefühle ständig abzuwehren, und damit beginnen, sie einfach einmal anzuschauen, verlieren sie ihren bedrohlichen Charakter. So lernen wir allmählich, uns auch im Alltag unserer Gefühle bewußt zu bleiben und aus dieser Klarheit heraus gelassener mit ihnen umzugehen. Der Umgang mit Gefühlen ähnelt somit der Möglichkeit, mit Schmerzen umzugehen. In der Auseinandersetzung mit Schmerzen oder unseren Grenzen geht es ja meistens ebenfalls darum, einen Umgang mit den dabei aufkommenden Emotionen zu finden. Hierbei entstehen diese Gefühle als Reaktion auf die momentane Übung, gewissermaßen als Ausdruck von Abwehr oder Widerstand.

Die Lösung körperlicher Spannungen und damit einhergehende Befreiung des Atems bei der Yogapraxis kann uns aber auch in Kontakt mit „alten" Gefühlen bringen, die aus früheren Situationen herrühren. Es ist, als wären sie im Körper eingekapselt gewesen und nun plötzlich freigesetzt und dadurch wieder spürbar geworden. Tatsächlich gehen viele Richtungen der Körpertherapie davon aus, daß traumatische Ereignisse ihre Spuren in einer Art „körperlichem Gedächtnis" als Muskelspannungen zurücklassen. Der Therapeut Wilhelm Reich nannte diese Verspannungen unseren Muskelpanzer. Es sind jene Bereiche, die sich in schmerzhaften Situationen unseres Lebens immer wieder verspannt haben, um uns vor der Wahrnehmung des Leidens zu bewahren. Diese Muskelspannungen binden einen großen Teil unserer Lebensenergie und hindern uns daran, wach und offen in der Gegenwart zu leben. Die eingekapselten Gefühle sind nicht erlöst, sondern wirken gewissermaßen aus dem Verborgenen heraus. Wenn wir nun durch die Praxis unserer Yogaübungen solche Verspannungen auflösen, so kommen wir auch mit den damit verbundenen Gefühlen wieder in Kontakt. Schmerz, Traurigkeit, aber auch spontane Freude können entstehen. Manchmal lösen sich ungeweinte Tränen, lange zurückgehaltener Schmerz findet seinen Ausdruck und kann sich auflösen. Auch in diesem Sinne können wir im Yoga eine Praxis der Reinigung sehen, die hier weit über das rein Körperliche hinausgeht. Daß das Annehmen von Gefühlen der Trauer und des Schmerzes allemal besser ist, als wenn sich diese in unserem Wesen verstecken, findet in dem folgenden Gedicht von Rainer Maria Rilke einen sehr schönen Ausdruck:

> Gieb mir, oh Erde, den reinen
> Ton für den Tränenkrug;
> mein Wesen, ergieße das Weinen,
> das sich in dir verschlug.
>
> Daß sich Verhaltenes löse
> in das gefügte Gefäß.
> Nur das Nirgends ist böse,
> alles Sein ist gemäß.

Gelingt es, solches Aufbrechen von Gefühlen anzunehmen, so beginnt damit oft ein sehr heilender Prozeß, in dessen Verlauf eine wachsende Lebendigkeit und ein unmittelbarer Zugang zu den eigenen Gefühlen entsteht. In der Regel genügt es dazu, die Yogapraxis ganzheitlich weiterzuführen. Dennoch möchte ich nicht den Eindruck erwecken, daß Yoga ein Ersatz für (notwendige) Psychotherapie ist. In einigen Fällen ist die ursprüngliche Traumatisierung so früh und tiefliegend, daß zusätzliche therapeutische Hilfe für deren Aufarbeitung notwendig ist. In diesem Fall haben die Yogaerfahrungen einen unverarbeiteten Konflikt aufgedeckt und damit den Beginn eines längeren Heilungsprozesses eingeleitet.

Ein im Zusammenhang mit Emotionen sehr zentraler Bereich ist unsere Brust und das darin liegende Herz. Erinnern Sie sich an das Märchen „Der Froschkönig oder der eiserne Heinrich"? Vielleicht haben Sie gar nicht mehr gewußt, daß es diesen doppelten Titel trägt. Ich meine hier vor allem die letzte Szene der Geschichte, in welcher der aus seiner Froschgestalt befreite Königssohn die Prinzessin in einer großen Kutsche heimführt. Hinten auf der Kutsche steht sein alter Diener, der getreue Heinrich, der ihm schon vor seiner Verwandlung in einen Frosch gedient hatte. „Der treue Heinrich hatte sich so betrübt, als sein Herr war in einen Frosch verwandelt worden, daß er sich drei eiserne Bande hatte um sein Herz legen lassen, damit es ihm nicht vor Weh und Traurigkeit zerspränge". Jetzt aber war er „voller Freude über die Erlösung. Und als sie ein Stück des Wegs gefahren waren, hörte der Königssohn, daß es hinter ihnen krachte, als wäre etwas zerbrochen. Da drehte er sich um und rief:

„Heinrich, der Wagen bricht!"
„Nein Herr, der Wagen ist es nicht.
Es ist ein Band von meinem Herzen,
Das da lag in großen Schmerzen,
Als Ihr eine Fretsche wart."

Indem sich dieselbe Szene noch zweimal wiederholt, endet das Märchen. Schon als Kind hat mich dieses „Heinrich, der Wagen bricht – Nein Herr, der Wagen ist es nicht . . ." sehr stark beeindruckt. Und auch, was mich heute nicht mehr wundert, daß es den Brüdern Grimm offensichtlich wichtig war, den getreuen Heinrich als „eisernen Heinrich" im Titel der Geschichte zu nennen, obwohl er nur im letzten Absatz auftaucht. Sehr oft habe ich seit dem das Lösen der eisernen Ringe erlebt, die um eine Brust gelegt waren: Bei mir selbst und bei vielen Menschen, die mit mir Yoga geübt haben; manchmal als lautes Zerspringen, manchmal als leises Zerschmelzen. Verbunden mit Schmerz und Trauer ebenso wie mit Freude und Erlösung.

> Versuchen Sie einmal, für einen Moment Ihren Oberkörper zu spüren. Konzentrieren Sie sich dabei auf Ihre Rückseite und dann auch vorn auf Ihre Brust. Welche Seite fühlt sich größer an, ist länger oder breiter? Vorn oder hinten?

Viele Menschen machen bei diesem Nachspüren die Erfahrung, daß sie von ihrer Körperhaltung her die Brust „schützen", daß sie also Arme und Schultern

125

leicht nach vorn ziehen und den Rücken etwas runden. Im Vergleich zur Brust fühlt sich die Rückseite des Körpers dann größer an. Mit etwas Phantasie können wir an die Form einer Schildkröte denken, bei der sich der Rücken schützend über den Körper wölbt. Um unser Verständnis noch mehr zu vertiefen, können wir absichtlich eine solche Körperhaltung einnehmen und noch verstärken, indem wir etwa zusätzlich beide Arme vor der Brust kreuzen. Achten wir dabei auf unsere Gefühle, so werden wir spüren, daß die Enge in der Brust etwas mit Angst zu tun hat. Gleichzeitig scheint die Haltung einen gewissen Schutz vor unangenehmen Empfindungen zu gewähren. Richten wir uns wieder auf, so ist das oft mit einem Aufatmen und dem Gefühl der Erleichterung verbunden. Es kann aber auch etwas Mut brauchen, sich wieder ganz zu öffnen und loszulassen. Interessanterweise werden die Schultern von den gleichen Muskeln nach vorn gezogen, mit denen wir auch die Arme bewegen, um etwas zu uns heranzuziehen und festzuhalten. Ganz anders wird unsere Haltung, wenn wir die Arme in einer Geste der Großzügigkeit öffnen und sie zum Geben verwenden. So wird der Zusammenhang zwischen Öffnen und Loslassen hier besonders deutlich erfahrbar.

Das klassische Yoga kennt eine ganze Reihe von Übungen, die auf eine Öffnung der Brust zielen. Bei den meisten wird dabei die Wirbelsäule nach hinten gebeugt, wir sagen: gestreckt. Die für uns bekannteste Übung ähnelt der „Brücke", die Sie vielleicht noch aus Ihrer Schulzeit kennen. Diese Übungen sind in der Regel sehr wirkungsvoll. Gerade deshalb ist es wichtig, daß sie nicht mechanisch, als ein äußeres Reißen ausgeführt werden. Zutiefst heilsame Yogapraxis bedeutet hier ein sehr feines Zusammenspiel aller Ebenen. Dort, wo die Übung einen körperlichen Zug auf die haltende Muskulatur ausübt, muß diesem Dehnungsreiz auch ein inneres Loslassen, eine geistige Haltung der Hingabe, entsprechen. Die Verbindung schafft dabei wieder der Atem, der hier weit nach oben in die Lungenspitzen hineinströmen kann, oft sogar so weit, daß sich die Grübchen um die Schlüsselbeine glätten. Durch feines Beobachten und auch durch die leichte Berührung helfender Hände kann es gelingen, daß der Atem hier auf natürliche Weise einströmt, wobei sich die Spannungen um die obere Brust lösen. Ein tiefer Seufzer, ein Gefühl von Traurigkeit oder spontane Freude begleiten diesen Prozeß, und es bleibt ein Gefühl tiefer Erleichterung. Wir stellen fest, daß wir es durchaus aushalten können, unsere Gefühle anzunehmen und daß es uns sogar befreit. Gehen wir nach den Übungen ein paar Schritte, so ist unsere Haltung auf natürliche Weise aufrecht und gelöst. Hier entsteht auch das Gefühl und die Erfahrung, geborgen und sicher zu sein. Voller innerer Heiterkeit können wir gelassen auf uns zukommen lassen, was immer das Leben uns bringen mag. Indem wir beginnen, uns selbst immer besser kennenzulernen und anzunehmen, entwickeln wir eine wichtige Voraussetzung für eine gelassene Lebensweise.

Gelassenheit, Gleichmut und Mitgefühl

Wir haben eine ganze Reihe von Methoden kennengelernt und gleichzeitig gesehen, wie unterschiedliche Einstellungen, persönliche Voraussetzungen und Verhaltensweisen eine gelassene Lebensweise unterstützen können. Neben dem allgemeinen Lösen von körperlichen und geistigen Spannungen ist der natürliche Atem eine wichtige Voraussetzung unserer Befindlichkeit. Wir haben gesehen, daß wir persönlichem Streß besser begegnen können, wenn wir gelernt haben, Grenzen anzunehmen, mit Schmerz umzugehen und unseren Willen auf eine sanfte und intelligente Art zu gebrauchen. Eine Einsicht in die Natur unserer Wahrnehmung und die daraus entstehenden Einstellungen hat gezeigt, wie sehr wir selbst die „Wirklichkeit" unserer Erfahrungen mitgestalten. Dies führt dazu, mehr Achtung und Toleranz für die Realität und Empfindungen unserer Mitmenschen zu entwickeln. Die unterschiedlichen Wahrnehmungen und Ansichten können so als persönliche Bereicherung erlebt werden. Schließlich kommen wir durch einen gelösten und direkten Kontakt zu unseren eigenen Gefühlen mehr und mehr dazu, uns selbst anzunehmen.

All dies basiert auf der Grundlage eines klaren und wachen Geisteszustandes, der auf die Gegenwart ausgerichtet ist und bereit, das anzunehmen, was ist. Wirkliche Gelassenheit findet sich nicht in Verdrängung oder in der Ignoranz, sondern im Gewahrsein. Sie beruht auf einem klaren Bewußtsein für uns selbst und einer wachen Offenheit und Einsicht in die Natur der jeweiligen Situation. Hier erst kann sich Weisheit entwickeln. Nach buddhistischer Vorstellung bleibt diese Haltung aber einseitig, wenn sie nicht von Gleichmut und Mitgefühl begleitet wird. Leider ist dem Wort „Gleichgültigkeit" im Deutschen ein Bedeutungswandel widerfahren, so daß wir es etwa gleichbedeutend mit „egal sein" verstehen und daher in diesem Zusammenhang nicht benutzen können. Gleichmut meint hier aber Gleich-Gültigkeit im wörtlichen Sinne: Eine Geisteshaltung, die die Phänomene nicht bewertet, sondern gleich gelten läßt. Nun ist unsere Wahrnehmung gewohnheitsmäßig mit einer Bewertung des Wahrgenommenen verbunden – ein Zusammenspiel, das wir nicht so schnell ändern werden. Bei der Entwicklung von Gleichmut geht es also zunächst darum, daß wir uns dieser Bewertung bewußt werden und sie nicht als ein Urteilen in unsere Einstellung einfließen und unser Verhalten bestimmen lassen.

Ich kann mich noch sehr gut an meine erste Belehrung über Gleichmut erinnern, die ich von dem tibetischen Abt und Meditationsmeister Thrangu Rinpoche in Nepal bekommen habe. Rinpoches Kloster war derzeit noch nicht gebaut, und so saßen wir mit einigen westlichen Schülern bei ihm in einem kleinen, stickigen Zimmer und bemühten uns, seinen Meditationsanweisungen zu folgen. Die Hitze und umherfliegende Insekten taten ein übriges, unsere Aufmerksamkeit und Konzentrationsfähigkeit auf die Probe zu stellen. Mitten im Unterricht unterbrach Rinpoche sich, lauschte und sagte strahlend in seinem gebrochenen Englisch: „Oh, ich höre einen wunderbaren Klang, ein ganz besonders beruhigendes Geräusch – bsssss…" und damit ahmte er perfekt das Summen eines Moskitos nach. Unseren überraschten Gesichtern begegnete er darauf mit einem herzlichen Lachen. Noch heute erinnere ich mich gern an diesen Moment, wenn das Geräusch eines solchen winzig kleinen Tieres wieder einmal ausreicht, meine Mordlust zu wecken und mich beharrlich etwa vom Einschlafen abzuhalten. Die von Rinpoche vorgenommene „Umbewertung" dieser Situation hilft mir immer wieder, innezuhalten und den eigenen Geisteszustand zu erkennen. Es gibt wohl kaum eine bessere und harmlosere Gelegenheit, Gleichmut zu entwickeln. (Anfänger beginnen vielleicht mit der Fliege, die um die Nase herumtanzt.)

Es ist wichtig, daß wir uns auf unserem Weg der wachsenden Einsichten mit Mitgefühl begleiten. Die Entwicklung von Mitgefühl äußert sich dabei in einer grundlegenden Haltung des „liebevollen Annehmens". Ohne eine sanfte und liebevolle Haltung uns selbst gegenüber wird aus unseren wachsenden Einsichten, unserer Klarheit und Achtsamkeit keine Gelassenheit entstehen können. Schon bei der Arbeit mit unseren Gefühlen konnten wir sehen, daß wir mit wachsender Selbsterkenntnis auch vermehrt Eigenschaften an uns entdecken, die wir vielleicht nicht so gern haben. Wegen der Tendenz, uns selbst besonders streng zu beurteilen, ist eine solche Erkenntnis zunächst sehr schmerzlich. Das führt leicht dazu, die eigenen Schattenseiten weiterhin abzuspalten oder uns selbst abzuwerten. Gerade deshalb ist es besonders wichtig, eine Haltung des liebevollen Annehmens zu entwickeln. So wird das liebevolle Begrüßen und Annehmen von allem, was wir über uns (und andere) erfahren, ein sehr wichtiger Bestandteil der alltäglichen Praxis, ohne den wir keine Heilung erfahren werden. Wollen wir unsere Schattenseiten nicht weiterhin unterdrücken, so ist es entscheidend wichtig, sie erst einmal anzunehmen und zu würdigen. Entdecken wir zum Beispiel, daß wir manchmal feige und ängstlich sind, so bemühen wir uns um eine positive, liebevolle Einstellung zu diesen Eigenschaften. Sie haben uns unser Leben lang bis heute begleitet und in vielen Situationen sicher auch geschützt. Entstanden in einer früheren Lebenssituation waren sie vielleicht keine optimale Lösung, aber sicher das Beste und Sinnvollste, zu dem wir damals in unserer Position als Kind fähig waren. Wahrscheinlich können wir heute andere Verhaltensmöglichkeiten entwickeln – Voraussetzung ist jedoch, daß wir uns erst einmal so annehmen, wie wir sind. Und dazu gehört auch, *all* unsere Eigenschaften wertzuschätzen.

Solange wir uns selbst verurteilen, werden wir immer damit beschäftigt sein, unsere Schattenseiten geflissentlich zu ignorieren und unsere Qualitäten aufzubauschen. Das zeigt sich dann in einer sehr verspannten Lebenshaltung – seelisch wie auch körperlich. Ist es unsere Angewohnheit, andere zu beurteilen, so werden wir immer wieder von Zweifeln beunruhigt werden, was wohl unsere Umgebung von uns denkt. In dem Maße, wie wir Mitgefühl und liebevolles Annehmen für uns selbst entwickeln, werden wir diese Haltung auch auf unsere Umgebung übertragen können. In einer offenen, annehmenden Atmosphäre, in der nicht beurteilt wird, können wir zu unseren Eigenschaften stehen und unsere Schattenseiten ans Licht kommen lassen, die sonst aus Peinlichkeit zurückgehalten werden. Oft ist es so, daß gerade die Eigenschaft, die wir selbst ängstlich verbergen, von anderen längst bemerkt wurde, ohne daß wir deswegen weniger gemocht werden.

Der andere, das bist du selbst – Partnerarbeit

Vor etlichen Jahren brachte der Stern in einem Artikel über Sport- und Freizeitaktivitäten eine Sammlung von „Charakterprofilen" zahlreicher Sportarten, unter anderem auch Yoga. Jede Sportart wurde nach einer bestimmten Liste von Eigenschaften gewichtet, das heißt, auf einer Skala von eins bis zehn wurden Punkte vergeben, welche Eigenschaft bei der jeweiligen Sportart mehr oder weniger trainiert oder ausgebildet wurde. Von all den verschiedenen Eigenschaften habe ich vor allem zwei in Erinnerung behalten, und zwar deshalb, weil sie nach Ansicht der Autoren beim Yoga überhaupt nicht vorkamen: Sowohl in der Rubrik „soziale Kontakte, Sozialverhalten" als auch bei „Durchsetzungsvermögen" war jeweils die Null angekreuzt. Judo, Rugby und Karate hatten bei „Durchsetzungsvermögen" eine Zehn, Kegeln wurde als ausgesprochen sozialer Sport bewertet. Nun will ich ja den Stern-Autoren nicht unterstellen, sie wüßten nicht, wie in Deutschland Yoga praktiziert wird – überrascht war ich allerdings schon, daß sich ihre Einschätzung so wenig mit meiner Erfahrung deckte.

Natürlich werden die Yogaübungen oft allein zu Hause geübt. Für die meisten aber ist das gemeinsame Üben in der Gruppe sehr wichtig. Vielen hilft die Gruppe zu einer intensiveren Übungsweise: Sie fühlen sich getragen von der konzentrierten Atmosphäre, die in der Gruppe entsteht. Hier findet auch ein Austausch über die jeweiligen Erfahrungen statt. Indem wir unser Erleben miteinander teilen und nicht für uns behalten, entsteht ein Schatz, von dem alle profitieren. Unterschiedliche Beiträge schärfen den Blick für das eigene Erleben und sind oft Anlaß, noch genauer hinzuspüren. Im Kontakt mit einer Gruppe Yoga zu üben, fördert die Fähigkeit, in der Welt und doch bei sich selbst zu sein. So bedeuten die Übungsstunden nicht, sich von der Welt zurückzuziehen, sondern sich auf den Alltag vorzubereiten. In der gemeinsamen Erfahrung, daß sich Wahrnehmung und „Wirklichkeit" immer wieder verändern, lernen wir, den anderen immer wieder neu zu sehen, ohne ihn auf bestimmte Eigenschaften festzuschreiben.

Wie die im Yoga gemachten Erfahrungen sich direkt im sozialen Kontakt widerspiegeln, wird besonders deutlich, wenn sich eine Gruppe für mehrere Tage zusammenfindet. Schnell wird spürbar, wie Vertrauen und gegenseitige Achtung entstehen. Eine interessante Beobachtung, die ich oft mache, betrifft den Abbau der persönlichen Distanz: War es zu Beginn des Seminars vielleicht etwas eng im Übungsraum, und hat es ein wenig gedauert, bis alle ihren Platz fanden, so hatten wir am zweiten Tag plötzlich so viel Platz, daß man meinen könnte, heute fehle jemand. Wenn wir uns nach acht bis zehn Tagen wieder trennen, haben sich die Teilnehmer sehr persönlich und direkt kennengelernt und oft ist eine große Vertrautheit entstanden. Dabei kann es sein, daß wir an äußeren Daten, was etwa den Beruf oder die Lebensumstände betrifft, sehr wenig voneinander wissen. Möglicherweise berühren wir einander mehr als Menschen und nicht so sehr in unseren Rollen.

Das Zusammenwirken bei der Yogapraxis findet seinen deutlichsten Ausdruck in der Partnerarbeit. In kleinen Gruppen von zwei bis vier Personen helfen die Menschen einander beim Erlernen und Ausführen der Übungen. Die einfachste Form dieser Partnerarbeit besteht in Hilfestellungen, bei denen es zunächst darum geht, äußerlich die Haltung zu korrigieren. Indem Erfahrungen und Sensibilität in der Yogapraxis gemeinsam weiterwachsen, wird auch die Form der Hilfe immer feiner. Schließlich genügt es, wenn die helfende Person die übende sanft berührt und damit bestimmte Körperstellen ins Bewußtsein bringt. Leichtes Auflegen der Hände auf bestimmte Körperstellen kann die Achtsamkeit für den Atem wecken und diesen auf natürliche Weise durch die entstehende Aufmerksamkeit verstärken. Neben diesen Hilfestellungen kennen wir eine ganze Reihe von Übungen, bei denen ein Partner den anderen mit genau ausgeführten Griffen durch verschiedene Yogahaltungen führt. Dabei bleibt dieser körperlich völlig passiv und überläßt sich den Bewegungen des aktiven Partners. Auf diese Weise können die Yogahaltungen ohne eigene Anstrengung und Anspannung durchlaufen werden. Diese Erfahrung vertieft das Verständnis für die Übungen und ist eine große Unterstützung und Ergänzung der eigenen Praxis. Durch den ständigen Wechsel der Rollen erlebt man wenig später am eigenen Leib, was man gerade für den anderen getan hat, oder aber man setzt die ei-

134

gene Erfahrung in der Rolle des aktiven Partners wieder um. Dabei entwickelt sich ein immer feiner und feiner werdendes Verständnis nicht nur für die eigene Yogapraxis, sondern auch für den Umgang mit anderen Menschen. Da wir bestrebt sind, gerade das weiterzugeben, was uns selbst am meisten geholfen und am besten gefallen hat, entwickeln sich die Hilfestellungen zu immer höherem Niveau. Das Mitfühlen und sich hineinversetzen in den anderen Menschen wird so zu einem Teil unserer Praxis. Oft entsteht sogar das Gefühl, mit dem anderen eine Einheit zu bilden, zum Beispiel durch die überraschende Feststellung, im gleichen Atemrhythmus zu sein.

In der buddhistischen Lehre gibt es eine sehr schöne Geschichte, die die Bedeutung von Mitgefühl und Großzügigkeit illustriert. In dieser Geschichte belehrt der Buddha einen seiner Schüler dadurch, daß er ihn durch seine wunderbaren Kräfte für einen Moment in einen Höllenbereich und darauf in einen Götterbereich der Glückseligkeit schauen läßt. In beiden Welten sind die wunderbarsten Speisen aufgetischt, aber die dort lebenden Menschen können diese nur mit Hilfe überlanger Eßstäbchen zu sich nehmen. Da diese viel länger sind als der Arm, ist es unmöglich, mit ihnen den eigenen Mund zu erreichen. So frustrieren sich die Wesen im Höllenbereich ständig bei dem Versuch, sich die herrlichen Speisen in den Mund zu schieben und müssen erleben, daß ihr Hunger immer größer wird. Im Götterbereich dagegen herrscht große Freude und Gelassenheit: Die Szenerie ist dieselbe. Auch hier gibt es überlange Eßstäbchen, doch die Haltung ist eine ganz andere: Niemand denkt zuerst an sich selbst, und so füttern sich alle gegenseitig und genießen die köstlichen Speisen.

So ist auch die Partnerarbeit beim Yoga keine einseitige Sache. Die Übenden machen immer wieder die Erfahrung, daß diese nur dort gelingt, wo die Helferin oder der Helfer auch auf sich selbst achten. Geschieht dies nicht, so wird es sehr schwer, die Hilfe anzunehmen, Spannung und Unruhe übertragen sich schnell. Nur wenn ich ganz bei mir bin, kann ich wirklich beim anderen sein. So ist auch das Geben von Hilfestellungen eine Arbeit an der eigenen Yogapraxis oder anders ausgedrückt: Indem ich etwas für mich selbst tue, tue ich auch etwas für andere.

Viele Menschen schätzen die offene, annehmende Atmosphäre und den besonders achtsamen und natürlichen Umgang in den Yogagruppen. Wenn sie immer mal wieder zu einem Seminar kommen, so geschieht das auch aus der Freude am Kontakt mit Gleichgesinnten, mit Menschen, die in ihrem Leben ähnliche Werte und Ziele verfolgen. Von allen Teilnehmern, die ich länger kenne, weiß ich, daß sich die Erfahrung, wie natürlich und streßfrei menschlicher Kontakt sein kann, längst auch in ihren Alltagsbeziehungen wiederfindet. Gelassenheit und Toleranz prägen das Verhältnis zu Familie und Arbeitskollegen mehr als früher. Aus den Berichten und Briefen vieler meiner Schüler weiß ich, daß Yoga einen sehr weitreichend positiven Einfluß auf das eigene Verhalten und die sozialen Beziehungen im Leben der Menschen haben kann. Die Grundlage dafür liegt in der Eigenschaft, sich selbst anzunehmen und mit sich in Kontakt zu sein.

Ganzheit

Durch die Yogapraxis merken wir immer wieder, daß es uns dann besonders gut geht, wenn wir mit uns selbst und unserer Mitwelt in Harmonie, im Einklang sind. Oft verlieren wir diesen Kontakt zu uns und auch zu anderen, weil so viel anderes im Alltag wichtiger scheint. So bleibt häufig trotz äußerlich erreichter Ziele innerlich ein Gefühl von Mangel. Man versucht, diesen Mangel durch zusätzliche Anstrengungen wieder auszugleichen und verliert dabei noch mehr den Kontakt zu sich. Selbst erfolgreiche und angesehene Menschen erleben oft Phasen der Selbstunsicherheit und Existenzangst, für die es keinen Anlaß zu geben scheint. Die Praxis und Sichtweise des Yoga kann dann helfen, umzukehren und aus diesem Kreislauf, in dem wir uns mehr und mehr verlieren, auszusteigen. Wir entdecken Kraft und Lebensfreude in unseren eigenen Qualitäten und können uns so annehmen, wie wir sind. Immer wieder gelingt es, innezuhalten und mit unseren eigentlichen Bedürfnissen in Kontakt zu kommen. Der Alltag erhält seine Bedeutung zurück: Er ist nicht mehr die Zeit, die vorbeigehen soll, damit endlich Wochenende ist, sondern Ausdruck und Inhalt unseres Lebens – jede Minute. So werden wir wieder offen für die Faszination des Augenblicks und lassen uns vom Leben berühren: Wenn wir den Duft einer Blume wahrnehmen; den geschickten Bewegungen einer Fliege zuschauen, die ihre Flügel putzt; oder beobachten, wie vorbeiziehende Wolken das Licht verändern. Natürlich gehört es auch zu unserem Leben, Pläne zu haben und Ziele zu verfolgen – aber ist der

Preis, den wir dafür zahlen, nicht manchmal zu hoch? So sollte Yoga im Alltag dazu führen, daß wir in der Gegenwart leben können, ohne unsere Ziele aus den Augen zu verlieren. Warum nicht gleich damit anfangen? In diesem Moment beginnt die erste Minute vom Rest des Lebens!

Dank

Ich möchte an dieser Stelle all meinen Lehrern dafür danken, mich immer wieder unterstützt zu haben. Ihnen verdanke ich, daß ich heute einer Tätigkeit nachgehen kann, die mir und anderen viel Freude bereitet und mich außerordentlich erfüllt. Ich danke Felicitas Niemeyer-Jovy für die gemeinsamen Jahre, in denen sie mich bei vielen Schritten auf diesem Weg begleitet hat. Ich danke all meinen Schülerinnen und Schülern, ohne deren Vertrauen und Erfahrungen dieses Buch nicht hätte entstehen können. Dies gilt besonders für Olivia Rohr und Katrin Köhler, die immer wieder die Freundlichkeit und den Mut haben, mir im richtigen Moment zu widersprechen. Ich danke Yesche Udo Regel für seine langjährige Freundschaft und die Unterstützung, mit der er mein Bemühen um einen westlichen Weg des buddhistischen Dharma begleitet. Mein besonderer Dank gilt meiner Frau, Friederike von Tiedemann, die mir geholfen hat, den Glauben an den Wert meiner Arbeit und die Bedeutung meiner Aufgabe wiederzugewinnen.

Bewußt und intensiv leben

Thich Nhat Hanh
Die Sonne, mein Herz
Wie Glück entsteht
Band 4520
Wer achtsam ist auf die Gegenwart des Lebens in uns, kommt mit dem wahren Glück in Berührung.

Thich Nhat Hanh
Zeiten der Achtsamkeit
Mit einer Einleitung hrsg. von Judith Bossert und
Adelheid Meutes-Wilsing
Band 4492
In der Übung der Achtsamkeit liegt der Weg zum Wesentlichen, zur Welt unseres eigenen Lebens. Die schönsten Texte.

Karlfried Graf Dürckheim
Wunderbare Katze
Und andere Zen-Texte
Band 4489
Zum 100. Geburtstag des Meisters sein Klassiker jetzt im Taschenbuch. Eine unerschöpfliche Quelle altöstlicher Weisheit.

Daisetz Teitaro Suzuki
Das Zen-Koan – Weg zur Erleuchtung
Mit einem Vorwort von Janwillem van de Wetering
Band 4452
Koans sind Rätsel, die jeder für sich löst. Sie können zeigen, wer wir wirklich sind. Die klassische Einführung.

Dalai Lama
Der Friede beginnt in dir
Wie innere Haltung nach außen wirkt
Band 4451
Die moderne Auslegung der wichtigsten Lehren über den Weg zu innerem und äußerem Frieden. Einer der schönsten Texte des Buddhismus.

HERDER / SPEKTRUM

Gelassenwerden
Hrsg. von Rudolf Walter
Band 4443

Gegen jede Hektik: Gelassenwerden. Wie es durch die Entwicklung von Standfestigkeit gelingt, loszulassen und das Ganze zu sehen.

Christian Kuhn
Heilfasten
Heilsame Erfahrung für Körper und Seele – Fasten nach der Buchingermethode
Band 4433

Fasten kann zum inneren Aufbruch werden: Die berühmte Buchinger-Methode des Heilfaltens nimmt innere Bedürfnisse nach Ruhe und Besinnung ernst, die im Alltag zu kurz kommmen.

David Steindl-Rast
Staunen und Dankbarkeit
Der Weg zum spirituellen Erwachen
Hrsg. von Werner Binder
Band 4424

Erfahrungen, die zu sich selbst und zur Mitwelt eine neue Wahrnehmung und Haltung wachsen lassen.

Gerhard Wehr
Selbsterfahrung mit C. G. Jung
Die Entdeckung des eigenen Ich
Band 4376

Wie man sich mit den tiefenpsychologischen Erkenntnisssen C.G. Jungs selbst besser kennenlernt.

Thich Nhat Hanh
Lächle deinem eigenen Herzen zu
Wege zu einem achtsamen Leben
Hrsg. von J. Bossert/A. Meutes-Wilsing
Band 4370

Die einfache, tiefe Botschaft an Menschen, die in der Hektik des Alltags beim Gehen schon ans Rennen denken.

HERDER / SPEKTRUM

Heribert Möllinger
Homöopathie – Die große Kraft der kleinen Kugeln
Ein praktischer Leitfaden für Patienten
Band 4366

Mit diesem Leitfaden in der Hand kann man sich bestens auf eine Homöopathie vorbereiten.

Amadeo Solé-Leris
Die Meditation, die der Buddha selber lehrte
Wie man Ruhe und Klarblick gewinnen kann
Band 4316

Der bedeutende westliche Meister erschließt in diesem praktischen Handbuch dem Meditationsanfänger die älteste Überlieferung buddhistischer Meditation. Das Tor zum tibetischen Buddhismus.

Tenzin Choedrak
Ganzheitlich leben und heilen
Der Leibarzt des Dalai Lama über Vorbeugen und Therapie von Krankheiten
Mit einer Einführung herausgegeben von Egbert Asshauer
Band 4263

Die sanfte tibetische Heilkunde: eine echte Alternative zur hochtechnischen Apparatemedizin.

Wolfgang G.A. Schmidt (Hrsg.)
Der Klassiker des Gelben Kaisers zur Inneren Medizin
Das Grundbuch chinesischen Heilwissens
Band 4260

Heilwissen über Körper, Geist und Seele und über die Einflüsse der Umwelt auf den Menschen.

Dalai Lama
Sehnsucht nach dem Wesentlichen
Die Gespräche in Bodhgaya
Band 4229

Menschen aus allen Kulturkreisen haben den Friedensnobelpreisträger aufgesucht und neue Impulse für ihr spirituelles Leben gewonnen.

HERDER / SPEKTRUM

Erich Fromm
Leben zwischen Haben und Sein
Herausgegeben von Rainer Funk
Band 4208

Wie können wir die Kunst des Lebens neu erlernen? Antworten, die
überzeugen. Mit zahlreichen bisher unveröffentlichten Texten.

Karlfried Graf Dürckheim
Von der Erfahrung der Transzendenz
Band 4196

„Für Leser, die auf ihrem Lebensweg spirituell vertiefte
Weiterentwicklung suchen" (Das neue Buch).

Dalai Lama
Einführung in den Buddhismus
Die Harvard-Vorlesungen
Band 4148

Ein faszinierendes Dokument östlicher Geisteskultur, wie es
außer dem Friedensnobelpreisträger wohl kaum ein buddhistischer
Lehrer hätte verfassen können.

Dalai Lama
Zeiten des Friedens
Band 4065

Einer der großen geistigen Führer unserer Zeit gibt der Sehnsucht nach
Frieden wichtige spirituelle Impulse.

Hugo M. Enomiya-Lassalle
Erleuchtung ist erst der Anfang
Texte zum Nachdenken
Herausgegeben von Gerhard Wehr
Band 4048

Enomiya-Lassalle, der große Meditationsmeister und Vermittler
östlicher Weisheit, weist hier den Weg zum meditativen Leben.

HERDER / SPEKTRUM